多重比較法

坂巻顕太郎
寒水孝司
濱﨑俊光 ［著］

統計解析
スタンダード

国友直人
竹村彰通
岩崎　学
［編集］

朝倉書店

まえがき

　多重比較に関する議論は古くからなされている．例えば，Fisher's least significance difference は 1935 年に提案されている（Fisher, 1935）．その後，農学，心理学，医学などのさまざまな分野において多重比較の問題は議論されてきた．これらの分野では，収穫量の多い品種，テストの点数が高い指導法，疾患の改善が大きい治療法などについて，2 つ以上の候補から最もよいと考えられるものを選択することがある．とくに，3 つ以上の候補の中から 1 つ（またはそれ以上）を選択するためには，2 群比較とは異なる方法が必要であり，関連する方法が多重比較法として発展してきた．古典的には，多群比較に関する方法が多重比較法として考えられてきたといっても過言ではない．

　本書では，方法の発展や応用を鑑み，新しい治療法や医薬品の有効性や安全性を評価する臨床試験，とくに，厳密な多重性の調整（第 1 章）が求められる検証的な臨床試験で用いられる多重比較法を中心に解説する．臨床試験における多重性の問題は Tukey（1977）が *Science* で提起したことが一つの起源とされている．前述したように，当時の多重比較法は多群比較に関するものが一般的であった．しかし，2000 年頃から，さまざまな要因によって多重性の問題が生じることが指摘され，各種状況に応じた多重比較法が提案されてきた．

　臨床試験で多重性が生じる要因は次の 3 つに大別できる（ICH, 1998；CPMP, 2002；Hughes, 2005；Dmitrienko *et al.*, 2009；2013；藤田ほか，1986；上坂，2006）．

　［1］群
　・複数の用法・用量
　・実薬対照とプラセボ対照の同時使用

- 患者背景や地域などによる部分集団

[2] 評価項目（endpoint）
- 複数の主要評価項目，副次評価項目
- いくつかのイベントから構成される複合評価項目の分解

[3] 時点
- 複数の評価時点
- 群逐次試験
- 適応的試験

　試験の効率化や迅速化を図るため，臨床試験では多重性の要因が複数であることは珍しくない．例えば，ある薬剤の高用量と低用量のプラセボに対する有効性を複数の評価項目について調べるような試験デザインが考えられる．このような場合に生じる検出力や結果の解釈などの問題に関して，古典的な多重比較法では十分対応できないことがある．そのため，臨床試験の分野では，さまざまな多重比較法が発展している．

　このような背景を踏まえて，本書では，古典的な多重比較法を含めた，臨床試験で用いられる多重比較法を解説する．ただし，統計学の基本的な知識を前提とする．例えば，2標本t検定や分散分析，Wilcoxon 検定や Kruskal-Wallis 検定は前提とし，分散分析における対比に関する詳細な説明は含めていない．一方で，方法の理解や実際の適用を助けるため，SASやRのプログラムを記載した．第1種の過誤確率の制御に関する厳密な証明などについては，適宜，参考文献を参照してほしい．

　最後に，本書を執筆する機会を与えてくださった編集委員の国友直人先生，竹村彰通先生，岩崎学先生，また，出版に向けて辛抱強くご支援いただいた朝倉書店の方々に大変感謝する．なお，執筆のための情報収集に際して，科研費（19K19383，16K00058）の助成を受けた．

2019年7月

坂巻顕太郎，寒水孝司，濱﨑俊光

目　　次

1. **多重性の問題** ·· 1
   1.1 多重性に関する諸問題 ·· 1
   1.2 多重性の調整 ·· 4
   1.3 臨床試験における多重性に関するガイドラインとガイダンス ········· 7
   1.4 臨床試験におけるさまざまな多重性 ··· 8
   　1.4.1 群逐次デザイン ·· 8
   　1.4.2 適応的デザイン ·· 11
   　1.4.3 MCP-Mod ·· 13
   　1.4.4 オミックスデータ解析 ··· 15
   　1.4.5 そ の 他 ·· 17
   1.5 本書の構成 ·· 18

2. **多重比較の概念** ··· 19
   2.1 多重比較における複数の仮説 ·· 19
   2.2 多重比較における検定と検定手順 ··· 20
   　2.2.1 union-intersection 検定 ··· 21
   　2.2.2 intersection-union 検定 ··· 22
   　2.2.3 検 定 手 順 ·· 23
   2.3 過誤と過誤確率 ·· 24
   　2.3.1 第1種の過誤と第2種の過誤 ··· 24
   　2.3.2 第1種の過誤確率 ··· 25
   　2.3.3 検 出 力 ·· 30

2.4		妥当な検定と検定手順の構成 …………………………………………	32
	2.4.1	UI 検定の棄却限界値 ………………………………………	32
	2.4.2	IU 検定の棄却限界値 ………………………………………	35
	2.4.3	シングルステップ手順における棄却限界値 ……………………	36
	2.4.4	閉原則と閉検定手順 ………………………………………	38
	2.4.5	分割原則 ……………………………………………………	42
2.5		調整 p 値と同時信頼区間 ……………………………………	44
2.6		検定手順の分類 ………………………………………………	44

3. 多重比較の方法 ……………………………………………………… 46

3.1		多重比較手順の概要 …………………………………………	46
3.2		臨床試験における検定の多重性 ………………………………	47
	3.2.1	副次評価項目の解析 ………………………………………	47
	3.2.2	多群比較 ……………………………………………………	48
3.3		p 値を用いる検定手順 …………………………………………	49
	3.3.1	Bonferroni 検定に基づく閉検定手順 …………………………	49
	3.3.2	Bonferroni 手順 ………………………………………………	52
	3.3.3	Holm 手順 ……………………………………………………	53
	3.3.4	固定順序手順 ………………………………………………	56
	3.3.5	fallback 手順 ………………………………………………	58
	3.3.6	Simes 検定に基づく閉検定手順 ……………………………	60
	3.3.7	Hochberg 手順 ………………………………………………	62
	3.3.8	プログラム …………………………………………………	64
3.4		検定統計量の同時分布に基づく検定手順 ………………………	65
	3.4.1	帰無仮説のもとでの検定統計量の同時分布 ………………………	65
	3.4.2	多群比較における帰無仮説 ………………………………	66
	3.4.3	パラメトリック法 …………………………………………	68
	3.4.4	パラメトリック法と分散分析における多重対比法 ………………	72
	3.4.5	ノンパラメトリック法 ……………………………………	74

	3.4.6　再抽出法に基づく方法	78
	3.4.7　プログラム	80

4. 仮説構造を考慮する多重比較手順 …………………………… 82
4.1　臨床試験における仮説構造と多重比較手順 ……………… 82
4.2　gatekeeping 手順に関する仮説構造 ……………………… 84
　　4.2.1　serial gatekeeping 構造 ………………………………… 85
　　4.2.2　parallel gatekeeping 構造 ……………………………… 86
　　4.2.3　樹木構造 …………………………………………………… 87
　　4.2.4　多枝構造 …………………………………………………… 88
4.3　gatekeeping 手順と mixture 手順 ………………………… 89
　　4.3.1　仮説構造と閉検定手順 …………………………………… 90
　　4.3.2　gatekeeping 手順 ………………………………………… 91
　　4.3.3　mixture 手順 ……………………………………………… 94
　　4.3.4　分離可能な多重比較手順と mixture 手順 …………… 97
　　4.3.5　仮説構造に対する gatekeeping 手順と mixture 手順 … 98
　　4.3.6　プログラム ………………………………………………… 103
4.4　グラフィカル接近法 …………………………………………… 104
　　4.4.1　ショートカット手順のグラフ化 ………………………… 105
　　4.4.2　Holm 手順とグラフィカル接近法 ……………………… 109
　　4.4.3　グラフィカル接近法による順次棄却手順の構成と利用 … 113
　　4.4.4　グラフによる表現の拡張 ………………………………… 115
　　4.4.5　プログラム ………………………………………………… 117

5. 複数の主要評価項目の解析 ………………………………………… 119
5.1　達成基準と推測目標 …………………………………………… 119
5.2　複数の主要評価項目を設定する臨床試験 ………………… 121
　　5.2.1　がん臨床試験 ……………………………………………… 121
　　5.2.2　アルツハイマー病臨床試験 ……………………………… 122

5.3　at-least-one 手順……………………………………………………123
　　　5.3.1　p 値に基づく方法…………………………………………124
　　　5.3.2　パラメトリック法…………………………………………130
　　　5.3.3　再抽出法に基づく方法……………………………………132
　5.4　包括手順（OLS 法・GLS 法）…………………………………133
　5.5　all-or-none 手順……………………………………………………136
　5.6　superiority-noninferiority 手順……………………………………139

参 考 文 献………………………………………………………………141
索　　　引………………………………………………………………153

Chapter 1

多重性の問題

多重性の問題はいくつかの解析結果から「好ましい」結果を選択する際に生じるが,その問題に対処するかどうかは研究の目的に依存する.臨床研究において多重性が問題となる状況は多岐にわたり,いくつかの状況では,関連するガイドライン等が出されている.本章では,まず 1.1 節で多重性が問題となる状況を概説し,1.2 節で多重性の調整に関する議論をまとめる.臨床試験における多重性の問題に関連するガイドライン等での議論は 1.3 節で紹介する.1.4 節では,群逐次デザイン,適応的デザイン,MCP-Mod(multiple comparison procedures-modeling),オミックスデータ解析など,本書で取り扱わない臨床研究における多重性の問題を取り上げ,1.5 節で第 2 章以降の概要をまとめる.

1.1 多重性に関する諸問題

多重性(multiplicity)の問題は,いくつかの解析結果から「好ましい」結果を選択する際に生じる.例えば,A,B,C の 3 つの治療を同時に比較する際,治療の組み合わせ(A と B,B と C,C と A)で評価項目(endpoint)の群間比較(検定)を繰り返すことにより,最も優れた治療を選択する際に生じる(3.4 節).検定により好ましい結果を選択する際に生じる問題としては第 1 種の過誤確率の上昇がある(2.3 節).例として,3 つの帰無仮説(H_1, H_2, H_3)それぞれを有意水準 2.5% で検定する場合を考える.簡単のため,すべての検定統計量が独立であるとすると,すべての帰無仮説が正しいとき,少なくとも 1 つの帰無仮説が誤って棄却される確率は,

$$\Pr[\text{Reject } H_1 \text{ or Reject } H_2 \text{ or Reject } H_3]$$
$$= 1-(1-\Pr[\text{Reject } H_1])\times(1-\Pr[\text{Reject } H_2])\times(1-\Pr[\text{Reject } H_3])$$
$$= 1-0.975^5 \approx 0.073$$

から,約 7.3% となる.このような,少なくとも 1 つの正しい帰無仮説を棄却する確率(familywise error rate;2.3 節)は,検定する(正しい)帰無仮説の数が増えるに従って大きくなる.ここで,帰無仮説が 1 つでも棄却されれば試験治療が有効であると判断するような検証的な臨床試験を考える.このとき,より多くの帰無仮説を検定することで,まったく効果がない試験治療を誤って有効と判断する可能性が増大するという問題が生じる.検証的な臨床試験では,このような第 1 種の過誤確率の上昇を防ぐために,多重性の調整が求められる(1.2 節).

多重性の問題は,検定だけではなく,推定にも影響する(Bretz et al., 2009b;CHMP, 2017).Bretz et al.(2009b)のシミュレーションを参考に,m 個の治療群ごとに評価項目の平均を求め,平均が最も大きい(優れた)治療を選択することを考える.ここでは,$m=1, 2, 5$,各群 50 例,すべての群の評価項目が平均 0,分散 1 の正規分布に従うとする.図 1.1 は 10 万回のシミュレーションから得られた平均の最大値の分布を示している.群の数が増えるほど,最大

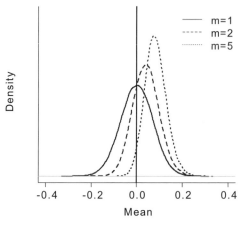

図 1.1 平均の最大値の分布

値の分布は0から離れていることがわかる．例えば，平均が大きい治療を開発の候補として選択する場合，本来はすべての群で平均が等しい（いずれの群も優れていない）にもかかわらず，観察された平均から誤って開発を進めてしまう可能性がある．推定の問題は，適応的デザイン（adaptive design）とよばれる臨床試験の方法でも問題となっている（Bauer et al., 2016）．

データ生成過程（Berry, 2007），解析方法の選択（Gelman and Loken, 2013）においても，多重性は問題となる．例えば，データを集めている研究者が，解析を依頼する際に統計家に渡すデータについて，外れ値を黙ってはずす，繰り返し測定の平均を1つの代表値としたことを示さない，などをしているかもしれない．また，実験そのものを繰り返して，都合のよいデータを渡している可能性もある．都合のよい結果（小さいp値）を得るようにデータを集めることはp値ハッキング（p-hacking）とよばれ（Simmons et al., 2011），多重性の問題の1つと考えることができる．前述のデータはp値により選択しているわけではないが，p値ハッキングと同様の問題であり，Berry（2007）は隠れた多重性（silent multiplicity）とよんでいる．

データの選択と似た問題に，データに基づく解析方法の選択がある．例えば，t検定とWilcoxon検定を実施して，複数の解析を実施したことを報告せずに，p値が小さいほうの解析結果のみを報告することは，p値ハッキングの問題としてよく知られている．しかし，データの特徴をみてから1つの解析方法を選択し，その解析結果を報告することも同じ問題であることは，認識されていないことがある．このような，明らかなp値ハッキングではない場合の多重性（多重比較）の問題をGelman and Loken（2013）は整理している．よく整備された臨床試験では，データの測定方法は明確に定義され，解析方法は事前に選択されるため，これらが問題となることは少ないが，事前に予測されない欠測が生じる場合などは注意が必要である．

都合のよい結果を選択する問題には，データの浚渫（data dredging）とよばれるものもある．臨床試験におけるデータの浚渫の例としては，「探索的」とされるサブグループ解析があげられる（Pocock and Stone, 2016；Li et al., 2017）．例えば，臨床試験に参加した全体集団では試験治療の効果がほとんど

ない場合に，年齢，性別，疾患の分類，過去の治療歴などで分けられた集団（サブグループ）ごとに治療効果を探索することを考える．この場合，いくつかのサブグループで試験治療が有用であるという結果が得られるかもしれない．しかし，治療効果が示されるサブグループと相補的であるサブグループ（例えば，男性の集団に対する女性の集団）では，仮説検定が有意かどうかにかかわらず，試験治療は有害であるという結果になる．治療の作用機序に基づく強い説明ができない限り，このようなサブグループ解析の結果は疑わしいものである（Pocock and Stone, 2016）．臨床試験におけるサブグループ解析では，サブグループを事前に設定することが望ましいが，新たな仮説の形成を目的として，都合のよい結果を事後的に探索してしまう可能性は否定できない．実際には，このような解析から得られた新たな仮説に基づいて，特定のサブグループを対象に次の研究を行うことは考えにくい（Pocock and Stone, 2016）．例のようなデータの浚渫も多重性の問題として議論されている（Li et al., 2017）．

上述のように，好ましい結果を選択する際の多重性が問題となるため，Co-primary endpoints とよばれる複数の主要評価項目を1つの臨床試験で評価する場合には，多重性（第1種の過誤確率の上昇；第2章）が問題とならない（第5章）．

1.2 多重性の調整

多重性の問題に対処することを調整（adjustment）するという．実際の場面において，多重性を調整（第1種の過誤確率を制御；第2章）するかどうかは一概には決まらない．例えば，表1.1のような要因試験（factorial design）を考える．治療 A と治療 B に交互作用（interaction）がないと期待される場合，別々に比較試験を行うのではなく，それぞれに対するプラセボ（偽薬）P_A と P_B を用い，同時に治療を行う要因試験の中で，治療 A と P_A，治療 B と P_B を比較することができる．この試験は多群試験であるが，それぞれの比較（治療効果の推測）に関連がないことが期待されるため，2つの比較に対する多重

1.2 多重性の調整

表 1.1 要因試験における 4 群の治療の割り付け

	治療 B	
治療 A	(P_A, P_B)	(P_A, B)
	(A, P_B)	(A, B)

性を調整する必要はないとされている（Cook and Farewell, 1996；Wason, et al., 2014）.

疫学（epidemiology）研究では，Rothman（1990）が多重性の調整は必要ないと主張している．理由の一つに，第 1 種の過誤確率（2.3 節）を制御することで第 2 種の過誤確率（2.3 節）が大きくなることがあげられる．簡単に言うと，多重性を調整することにより，当該研究における重大な発見が見逃される可能性が高まるおそれがあるということである．また，多重性を調整する際，すべての検定における帰無仮説が正しいこと（global null）を仮定する場合があるが，この問題についても指摘している．実際，すべての帰無仮説が正しいと考えることが妥当かどうかの判断は難しい．なぜなら，関連の大小を問題としなければ，いずれの変数間においても関連がまったくない（global null）ということは考えにくいからである．また，仮に誤った検定結果（第 1 種の過誤）であったとしても，その後の研究によって検証されることが重要であり，原因を探るきっかけを退けることのほうが問題であるとも述べている．一方で，疫学研究においても多重性の問題を考慮する必要があるかもしれないという議論もある（VanderWeele, 2017）.

多重性を調整しなければならないことが広く認識されている場面もある．よく知られているのは，医薬品開発における検証試験での多重性の調整である．一般に，医薬品開発は，非臨床試験から始まり，第 1 相試験，第 2 相試験，第 3 相試験と段階的に行われる（ICH, 1997）．検証試験である第 3 相試験で対象化合物が有用であることが示されれば，上市され，患者に使われるようになる．患者保護の観点から，市販される直前の検証において，治療効果を誤って評価することは望ましくないため，多重性の調整を必須とするのは自然である．「臨床試験のための統計的原則」を示した ICH E9 ガイドライン（ICH,

1998）には，多重性の調整に関する記載がある．

多重性を調整するかどうかの立場が分かれるのは，探索的（exploratory）研究における多重性である．Rothman（1990）によれば調整は不要である．実際，探索的研究では調整は不要と考えることが多い．しかし，再現可能性（reproducibility）（Westfall and Bretz, 2010），誤った判断に対する安全装置（Bretz et al., 2010），といった観点から探索的研究でも多重性を調整することがある．ただし，再現可能性は「目的が等しい（似ている）試験間で結果が等しい（似ている）こと」を指し，同じ研究を実施することができるという意味ではない．例えば，真の関連とは正反対の見かけ上の関連により帰無仮説を棄却する（第3種の過誤；type III error, directional error）（Westfall et al., 2011）などの，誤った理由で帰無仮説を棄却することは，再現可能性を著しく損なう問題を生じる．追加の研究でその関連を検証する前に，多重性が再現可能性を損なう原因の1つであることがわかっているのであれば，調整するという判断もありうるだろう．このような再現可能性の観点は，p値ハッキングやデータの浚渫と関連している．探索的なサブグループ解析では，誤った判断を防ぐ，再現可能性を担保するなどの観点で多重性を調整することが議論されている（Dmitrienko et al., 2017）．

安全装置として調整する目的は，1.1節のような，誤った判断に基づく開発の回避があげられる．効果のない治療に対して，大きな費用や長い時間をかけるというリスクは避けることが望ましい．臨床試験において，検証試験における多重性の問題は患者保護の観点から重要であるが，探索試験における多重性の問題は開発リスクの観点から考える必要がある．実際，多群試験における多重性の調整に関する調査研究において，探索試験でも多重性を調整していることが示されている（Sakamaki et al., 2016）．

探索的研究において多重性が生じる場合，明示的に調整するかどうかにかかわらず，多重性を認識して結果を解釈すべきという意見もある（Wason et al., 2014；Li et al., 2017）．探索的研究で多重性を調整するかどうかは，第2種の過誤とのバランス，検証可能性などを考えて議論されるべきである（1.4節）．

1.3 臨床試験における多重性に関するガイドラインとガイダンス

新規治療（医薬品や医療機器）を上市するには，規制当局（regulator, regulatory agency）の承認が必要である．このような治療開発における統計的問題に対して，いくつかのガイドラインやガイダンスが存在する．例えば，医薬品規制調和国際会議（International Conference on Harmonisation of Technical Requirements for Registration of Pharmaceuticals for Human Use：ICH）は

- ICH Harmonised Tripartite Guideline：statistical principles for clinical trials E9．（ICH，1998）（「臨床試験のための統計的原則」）

というガイドラインを公表している．1.2節で述べたように，検証的な臨床試験では多重性の調整が重要であり，E9ガイドラインの中では，複数の評価項目などの多重性の問題に対する記載がある．

米国の規制当局であるFood and Drug Administration（FDA）が公表している多重性に関連するガイダンスには，

- Enrichment strategies for clinical trials to support approval of human drugs and biological products．（FDA, 2019）
- Adaptive designs for medical device clinical studies．（FDA, 2016）
- Multiple endpoints in clinical trials．（FDA, 2017）
- Adaptive Designs for Clinical Trials of Drugs and Biologics．（FDA, 2018）

がある．ヨーロッパの規制当局であるEuropean Medicine Agency（EMA）が公表している多重性に関連したガイドラインやリフレクションペーパーには，

- Methodological issues in confirmatory clinical trials planned with an adaptive design．（CHMP, 2007）
- Investigation of subgroups in confirmatory clinical trials．（CHMP, 2014）
- Multiplicity Issues in Clinical Trials．（CHMP, 2017）

がある．臨床試験における多重性の問題は複雑化しており，複数の治療群の比較，複数の評価項目による治療効果の評価，サブグループごとでの治療効果の

評価,データの逐次的な解析,試験中のデザインの変更など,多重性を考慮すべき状況が多岐にわたる.これらの状況で生じる多重性に対する考え方をガイダンスやガイドラインは与えている.

本書の第3章から第5章では多重性の調整に関するさまざまな方法を紹介しているが,どの方法を用いるかは適用したい状況によるだろう.臨床試験における多重性を調整するのであれば,これらのガイドラインやガイダンスが参考になる.例えば,Multiple Endpoints in Clinical Trials (FDA, 2017) では複数の評価項目の役割が明記されている.これは,多重性を調整すべき検定の帰無仮説 (family;第2章) の選択,第4章で紹介する多重比較手順での仮説構造の構築などを考えるうえで参考になる.ただし,ガイドラインやガイダンスが適用すべき方法を与えているわけではないので,多重比較手順の各特徴を正しく理解することが重要である.

1.4 臨床試験におけるさまざまな多重性

臨床試験における多重性の問題は多岐にわたるため,本書ですべての方法を扱うことはできない.具体的には,
- 群逐次デザイン (group sequential design)
- 適応的デザイン (adaptive design)
- MCP-Mod (multiple comparison procedure-modeling)
- オミックス (omics) データ解析
- サブグループ解析
- 安全性データ (有害事象) の解析

の詳細な説明はほかの教科書や論文に譲ることとする.ここでは概要と参考文献を紹介する.

1.4.1 群逐次デザイン

群逐次デザインは,簡単にいうと,ある程度の対象者 (データ) が集積される度に解析を繰り返す試験デザインのことである.例えば,治療 A が治療 B

よりも優れているかどうか（優越性）を検証する臨床試験において，「治療 A と治療 B の効果は等しい」という帰無仮説を，500例（250例ずつ），750例（375例ずつ），1000例（500例ずつ）が集積される時点で検定し，計3回の検定により治療 A の優越性を検討するというデザインは群逐次デザインの一つである．このとき，検定する帰無仮説は1つであるが，いずれかの解析時点で帰無仮説が棄却されれば治療 A の優越性が検証されるため，「好ましい結果」を選択する多重性の問題が生じる．

群逐次デザインで生じる多重性を調整するには，いずれかの解析時点で誤って帰無仮説を棄却してしまう，（試験全体での）第1種の過誤確率を望ましい水準（α 水準）以下に抑えることを考えればよい．このとき，帰無仮説のもとでの検定統計量の同時分布を用いることで，第1種の過誤確率を α 水準以下に抑える妥当な棄却限界値を求めることができる．棄却限界値の計算方法としては，Pocock の方法（1977），O'Brien-Fleming の方法（1979）がよく知られている．上述の例において，2つの方法を用いて計算される棄却限界値（boundary, 境界値）を図1.2に示す．ただし，正規分布に従う連続変数を α ＝2.5％（片側）で検定（ z 検定）することを想定する．図1.2では，500例，1000例が集積される時点で検定する（計2回の検定の）場合も図示している．図中の相対情報量（information fraction, 情報分数）は，最終解析時点に対する各解析時点での情報量の割合である．例えば，1回目の解析は1000例に対して500例であるから，0.5である．いずれの棄却限界値も，片側有意水準2.5％の z 検定を1回だけ実施する際に用いる棄却限界値の1.96よりも大きいことがわかる．また，検定回数が増えるほど好ましい結果が得られやすくなるため，検定回数が3回のほうが棄却限界値は大きくなる．

Pocock の方法と O'Brien-Fleming の方法はいずれも，事前に解析時点の（相対）情報量を決定しなければならず，試験途中での変更はできない．実際の試験では，計画どおりの時点で中間解析を実施することは容易でなく，臨床試験を実施した際の集積状況に対応しながら中間解析を実施しなければならない場面が多いため，これらの方法を実地で適用するのは困難である．そこで，（中間）解析時点の変更に対応するため，各解析時点でどの程度の第1種の過

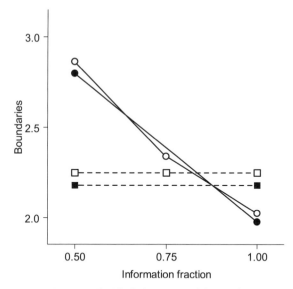

図 1.2 群逐次試験における棄却限界値
●；O'Brien-Fleming の方法（2 回），○；O'Brien-Fleming の方法（3 回），■；Pocock の方法（2 回），□；Pocock の方法（3 回）.

誤を許容するか（α を消費するか），という観点で群逐次デザインを捉える，より柔軟な方法が提案されている．Lan and DeMets（1983）は相対情報量に対する α の消費量の関数である α 消費関数（α-spending function）の概念を群逐次デザインに導入した．α 消費関数を用いる際の各解析時点の棄却限界値は帰無仮説のもとでの検定統計量の同時分布から計算することができる．いくつかの α 消費関数が提案されているが，ここでは R の gsDesign パッケージ（Anderson, 2014）を用いて，Hwang-Shih-DeCani 型の α 消費関数（1990）による Pocock と O'Brien-Fleming の方法に類似した消費関数を示す（図 1.3）．α 消費関数は累積の α 消費量を示すので，前の解析時点からの増分が各時点での α の消費量である．例えば，Pocock 型であれば，相対情報量 0.5 の時点で 1 回目の解析をすると 1.56％を消費し，相対情報量 1 の時点で 2 回目の解析をすると 0.94％（2.5％−1.56％）を消費することになる．実際の

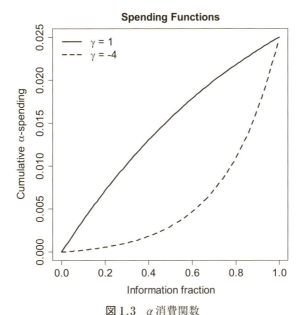

図 1.3 α 消費関数
$\gamma=1$：Pocock 型，$\gamma=-4$：O'Brien-Fleming 型.

Pocock の方法は，1.47%，1.03%を 0.5 と 1 の解析時点で消費するような棄却限界値を用いている．α 消費関数を使うことにより，解析時点が変わったとしても，α の消費量から適応的に棄却限界値を計算できる．

本項で紹介した内容以外にも，無効中止あるいは無用中止（futility stop）など，群逐次デザインに関連した話題はさまざまある．群逐次デザインの詳細については，Whitehead (1997), Jennison and Turnbull (1999), Proschan *et al.* (2006), Dmitrienko and Koch (2017) などを参照されたい．

1.4.2 適応的デザイン

適応的デザインは，試験計画時にあらかじめ規定した手順と方法により，試験途中までに集積されたデータに基づいて試験デザインの変更や修正を許容するデザインのことである（FDA, 2018）．適応的デザインはデータの盲検性の程度により，盲検（blinded, non-comparative）データと非盲検（unblinded, comparative) データを用いる方法に分けられる．ただし，盲検とは，治療（割り付け群）の情報が明かされていないことである．盲検データを用いる場合，試験の情報量や局外パラメータである正規分布の分散などを見積もり直すことで試験デザインを変更する．非盲検データを用いる適応的デザインはさまざまあり，FDA の適応的デザインに関するガイダンス（FDA, 2018）には，

- 群逐次デザイン（group sequential designs）
- 症例数再設定（adaptations to the sample size）
- 適応的特化などの対象集団の変更（adaptations to the patient population (e.g., adaptive enrichment)）
- 治療群の選択（adaptations to treatment arm selection）
- 割り付け比の変更（adaptations to patient allocation）
- 評価項目の変更（adaptations to endpoint selection）
- より複雑な適応的デザイン（adaptations to multiple design features）

があげられている．1.4.1 項で紹介した群逐次デザインも適応的デザインの一つである．EMA のリフレクションペーパー（CHMP, 2007）でも同様な方法が取り上げられている．これらの適応的デザインでは，上述した群逐次デザインの問題と同様，第 1 種の過誤確率が上昇する可能性があるため，適切な対処が必要となる場合もある．具体的な調整方法については，Bauer *et al.* (2016) などを参照し，個々の論文を参照してほしい．

ここでは，FDA のドラフトガイダンス（FDA, 2016）で示されている，適応的デザインを用いるメリットとデメリットを紹介する．まず，メリットとして，

- 時間，費用，資源などの節減につながる
- 症例数再設定により試験成功確率が向上される
- 市販前後の速やかな移行ができる
- 十分な盲検下であれば，第 1 種の過誤確率の増加が起きない
- よりよい治療に割り付けるような適応であれば，患者保護につながる
- 安全性，有効性を支持するデータが得られる適応に絞ることができる
- 開発の中間目標時点での意思決定が改善される

などの可能性をあげている．一方で，デメリットとして，
- 事前の計画や実施が難しく，結果の解釈が困難になる
- 適切に実施できなければ，さまざまなバイアスを生じる
- 試験デザインの変更前後で結果（データ）が異なる
- 最大の症例数が固定デザイン（fixed design, non-adaptive design）より大きくなる

などの可能性をあげている．2018年に公表されたガイダンス（FDA, 2018）では実例をあげながら利点や限界に関して記載している．上述のように，適応的デザインを用いる際は，試験の完全性（integrity）と妥当性（validity）をどう担保するかを考えることが重要であり（FDA, 2016），多重性の問題はそれらに影響する1つの要素にすぎないことを理解する必要がある．

1.4.3 MCP-Mod

医薬品開発においては，適切な用量の選択が重要であり，検証試験の前に用量反応関係を探索する試験が行われる．しかし，いくつかの用量から適切な用量を選んだり，いくつかの用量反応関係に対するモデルから適切なモデルを選んだりすると，多重性の問題が生じてしまう．MCP-Mod（Bretz et al., 2005）は，用量反応試験で用いられる方法であり，その名のとおり，多重比較手順（multiple comparison procedure：MCP）とモデルによる解析（modeling：Mod）を組み合わせたものである．EMA（CHMP, 2014）やFDA（FDA, 2015）はMCP-Modを適切な方法であると評価している．

MCP-Modでは事前にいくつかの用量反応関係に対するモデルを想定し，そのモデルに対する対比を解析に用いる．いくつかの対比に対して，多重対比法（3.4節）を適用することで，多重性を調整した用量反応関係を特定する．MCP-Modにおけるモデルの例として，RのMCPModパッケージ（Bornkamp et al., 2009）内にあるplotModels関数から作成した図を示す（図1.4）．図中の実線は用量反応関係のモデルを示しており，点は各用量での反応（model means，平均）を示している．Beta model（betaMod），Emax model（emax 1, emax 2），Linear Model（linear），Logistic Model（logistic 1, logistic 2）の詳細

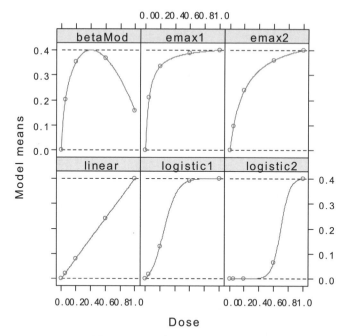

図 1.4 さまざまな用量反応関係

な関数は Bornkamp et al.（2009）を参照してほしい．反応が最も高い用量や，最も高い反応とほぼ同等の反応が得られる用量が開発を進めるうえで適切な用量と考えられる．図 1.4 のようなモデルを考えるのは，疾患や薬剤の特徴からどのような用量反応関係になるかがさまざまだからである．

　反応に対応する用量ごとの対比係数は MCPMod パッケージの planMM 関数で求めることができる（図 1.5）．これらの対比係数を用いた多重対比法により有意になった対比に対応する用量反応関係のモデルから標的となる用量を選択する．

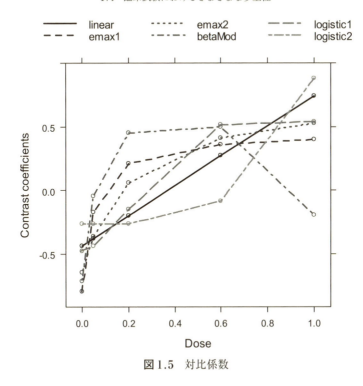

図1.5 対比係数

1.4.4 オミックスデータ解析

オミックス (omics) とは，遺伝子 (genomics, ゲノミクス), 蛋白質 (proteomics, プロテオミクス), 代謝物 (metabolomics, メタボロミクス) の総称である．これらの分子情報を用い，疾患の診断，治療開発，予後予測などが行われる．遺伝子関連では，マイクロアレイ (microarray) 解析，ゲノムワイド関連解析 (genome wide association study: GWAS) などがよく知られている．

遺伝子データの解析では，数千，数万といった単位の候補遺伝子から，有用な遺伝子を選択する探索的研究が行われる．このような研究では2つの理由により多重性が調整される (Goeman and Solari, 2011). 一つは，選択された (p値が小さい) 遺伝子が何を示唆しているかの判断が難しいことがある．つま

り，個別の判断が難しいため，各遺伝子の妥当性を検証することが必要となるが，多くの検証によって費用や時間が無駄になる可能性を回避することが目的となる．これは，1.2 節における探索的研究での多重性の調整と同様の理由である．もう一つは，妥当性の適切な検証が難しいことである．独立したほかの研究者が選択された遺伝子の妥当性を検証することが望ましいが，同じ研究者が検証する場合があり，その方法にも問題があるかもしれない（Goeman and Solari, 2014）．そのため，探索的研究において多重性を調整しておくことが安全であるといえる．

GWAS では，数多くの検定の帰無仮説のうち，いくつかの帰無仮説が間違っていることが期待される．Goeman and Solari（2014）を参考に，びまん性 B 細胞リンパ腫患者における 7399 個のプローブ（probe）に関する，遺伝子発現と予後の関連を探索する研究（Rosenwald $et\ al.$, 2002）のデータを用いて，Cox 回帰の尤度比検定から求めた各遺伝子と予後の関連に対する p 値の分布を図 1.6 に示す．すべての帰無仮説が正しく，すべての検定統計量が独立な場合，p 値は一様分布に従う（図 1.6 の点線は一様分布を表す）．図は，遺伝子間で関連（相関）がある可能性はあるものの，いくつかの遺伝子が予後と関連している可能性を示唆する．このような解析における多重性の調整に，false discovery rate（FDR；2.3 節）を制御する方法を用いることがある．例

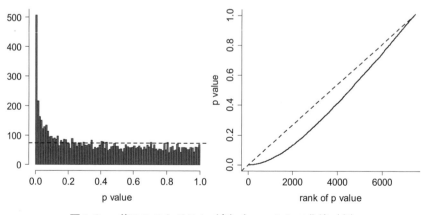

図 1.6　p 値のヒストグラム（左）とローレンツ曲線（右）

えば，Benjamini and Hochberg（1995）の方法は FDR を制御する方法としてよく知られており，調整有意水準（第 2 章）は異なるが，Hochberg 手順（3.3.7 項）によく似た多重比較手順である．

オミックスデータ解析における多重性の調整に関しては，Dudoit and van der Laan（2008），Dmitrienko et al.（2009），Goeman and Solari（2014）などを参照してほしい．

1.4.5　その他

安全性データ（有害事象）の解析における多重性の調整にはさまざまな考えがある．患者の不利益を考えると，有害事象に関する問題はないと誤った判断をすることは避けたい．つまり，第 1 種の過誤よりも第 2 種の過誤を重視するため，多重性の調整は必要ないと考えられている（Benda and Brandt, 2018）．EMA の多重性に関するガイドラインにも，潜在的なリスクのシグナル検出という意味で，安全性データの解析における多重性の調整は逆効果（counter-productive）と記載されている（CHMP, 2017）．一方で，誤った判断のバランスを考慮して，多重性の調整を考えるべきという意見もある（Dmitrienko et al., 2009）．考慮すべき有害事象が数多くある場合，個々の有害事象の検定結果から，誤って試験治療が有害であると判断される可能性は否定できない．試験治療が予後改善に対して有効である場合，安全性に関する誤った判断によって使用できなくなることは望ましくない．このような場合の多重性の調整方法として，FDR を制御する方法が提案されている（Mehrotra and Heyse, 2004）．多重性に対してどのように対処するかは疾患や治療の特徴によるが，全体のバランスから考慮されるべきであるといえる．

サブグループ解析は，探索試験，検証試験のいずれの臨床試験でも行われる．検証試験であれば，Bonferroni 手順などの第 3 章で紹介する方法，多群比較なども考慮するサブグループ解析であれば gatekeeping 手順などの第 4 章で紹介する仮説構造を考慮する方法を用いることができる．探索試験も含め，サブグループ解析における多重性の調整方法については，Dmitrienko et al.（2017）などを参照してほしい．

1.5 本書の構成

本章では，多重性がどのような場面で生じるか，多重性を対処するかどうかについて，臨床試験における問題を中心に説明してきた．

第2章では，本章であげた多重性の問題を統計的に表現し，基礎的な多重比較の概念を説明する．具体的には，多重比較における検定や検定手順を述べ，判断における過誤と過誤確率，過誤確率を制御する妥当な検定や検定手順の構成を説明する．さらに，検定や検定手順から導かれる調整 p 値と同時信頼区間について説明し，最後に検定手順を分類する．

第3章では，臨床試験で用いられる多重比較手順を実例とともに説明する．まず，p値を用いる検定手順として，Bonferroni 手順，Holm 手順，固定順序手順，fallback 手順などの Bonferroni 検定に基づく閉検定手順を背景とするもの，Hommel 手順と Hochberg 手順といった Simes 検定に基づく閉検定手順を背景とするものを説明する．さらに，検定統計量の同時分布に基づく検定手順として，パラメトリック法（Dunnett 検定，Tukey 検定，Williams 検定），ノンパラメトリック法（Steel 検定，Steel-Dwass 検定，Shirley-Williams 検定）を説明する．最後に，再抽出（resampling）法に基づく方法を概説する．

第4章では，多重性を生じる原因が複数ある場合に用いられる，仮説構造を考慮する多重比較手順について述べる．いくつかの仮説構造を説明し，gatekeeping 手順と mixture 手順，グラフィカル接近法（graphical approach）について背景となる閉検定手順との関連を説明する．

第5章では，複数の評価項目の解析で用いられる多重比較手順についてまとめる．まず，複数の評価項目からどのように治療効果を評価するかについて，がん臨床試験とアルツハイマー病臨床試験の例を用い，達成基準と推測目標を説明する．また，達成基準と推測目標との関連から，at-least-one 手順，包括（global）手順，all-or-none 手順，superiority-noninferiority 手順について説明する．

Chapter 2

多重比較の概念

本章では,多重比較における仮説の設定と検定について説明する.まず,2.1 節で仮説の考え方を概説し,多重比較で用いる検定として,union-intersection (UI) 検定,intersection-union (IU) 検定,検定手順を 2.2 節で説明する.2.3 節では,多重比較における過誤と過誤確率をまとめる.2.4 節では,妥当な検定や検定手順を構成するための棄却限界値の設定,閉原則や分割原則について説明する.2.5 節で調整 p 値と同時信頼区間の概要を述べ,2.6 節で検定手順を分類する.

2.1 多重比較における複数の仮説

多重比較の問題(検定の多重性)を考慮しなければいけない場面は,
- 複数のパラメータをそれぞれで評価する
- データが集積される度に1つのパラメータを評価する
- 異なる時点で1つのパラメータを評価する

などがある.臨床試験では,多群比較,群逐次検定,経時データ解析がそれぞれの例である.本章で多重比較の概念を説明する際は「複数のパラメータをそれぞれで評価する」場合を念頭におく.竹内 (1975) は,複数のパラメータを同時に検定したり,関連するいくつかの判断を下したりする問題を同時検定と多重決定に分けている.同時検定は,m 個のパラメータ $\theta_1, \ldots, \theta_m$ がすべて等しいという仮説,

$$H : \theta_1 = \cdots = \theta_m \tag{2.1}$$

の検定のことである.一方で,対照治療群における評価項目の母平均 μ_0 と,$j (=1, \ldots, m)$ 番目の治療群における評価項目の母平均 μ_j の比較において,

$$H_j : \theta_j = \mu_j - \mu_0 = 0 \,;\, j \in \{1, \dots, m\} \tag{2.2}$$

という m 個の仮説をそれぞれ検定するような，いくつかの判断を伴うものが多重決定である．複数のパラメータを扱う場合，検定によって棄却したい帰無仮説，立証したい対立仮説をどう定義するかが重要になる．また，1つの仮説を検定する場合と同様に，複数の仮説を検定する際も判断の誤り（過誤）をどう制御するかを考えなければならない．

以下では m 個の帰無仮説（$H_j : j = 1, \dots, m$）を想定し，複数のパラメータに関する帰無仮説の設定，検定と検定手順を説明する．断りがない限り，H_j に対する対立仮説を K_j とすると，

$$H_j : \theta_j \leq 0 \quad \text{versus} \quad K_j : \theta_j > 0$$

という片側検定を想定し，$H_j : \theta_j = 0$（least favorable configuration）のもとでの妥当な検定を行うこととする．θ_j は平均の差や対数ハザード比などの治療効果であり，例えば，$\theta_j = \mu_j - \mu_0$ である．また，多重比較において考慮される検定の過誤と過誤確率を定義し，検定統計量の同時分布と不等式を用いた過誤確率の制御，過誤確率を適切に制御する検定手順を導くための原則を述べる．最後に検定手順をそれぞれの特徴から分類する．

2.2 多重比較における検定と検定手順

検定（test）は，ある帰無仮説を棄却するかどうかの判断に用いる方法を指す．多重比較では，包括検定（global test, omnibus test, overall test），union-intersection（UI）検定，intersection-union（IU）検定，H_j に対する検定，が用いられる．包括検定は，複数のパラメータ（または複数の帰無仮説）を一つの帰無仮説として扱う検定方式のことであり，同時検定や UI 検定などが該当する．検定手順は，複数の帰無仮説に対して個別に棄却の判断を行うための手順（procedure）であり，多重比較手順（multiple comparison procedure：MCP），多重検定手順（multiple testing procedure：MTP）などとよばれる．本章では，検定と検定手順を区別する．検定の種類，検定手順における検定かどうかにかかわらず，p 値を含む検定統計量を用いて帰無仮説の棄却は判断さ

れる．

2.2.1 union-intersection 検定

UI 検定では，帰無仮説の積（intersection）集合を検定することで対立仮説の和（union）集合を採択するかを判断する．つまり，

$$\bigcap_{j=1}^{m} H_j \quad \text{versus} \quad \bigcup_{j=1}^{m} K_j$$

を判断する検定である．$\bigcap_{j=1}^{m} H_j$ は「すべての帰無仮説が正しい」，$\bigcup_{j=1}^{m} K_j$ は「いずれかの対立仮説が正しい」という仮説である．UI 検定は包括検定であり，「どの帰無仮説が誤っているかはわからないが少なくとも 1 つの帰無仮説は誤っている」ことを判断するために用いられる．また，(2.2) で定義した帰無仮説に対する UI 検定は，$H : \theta_1 = \cdots = \theta_m = 0$ としたときの H の同時検定と等しくなる．そのため，検定方式には分散分析における F 検定などの一般的な包括検定も含まれる．

UI 検定の一つである最大 t 検定の検定方式は，

$$\lceil t_{\max} = \max_{j \in M}(t_j) \geq c_{\max} \text{ のとき，} \bigcap_{j=1}^{m} H_j \text{ を棄却する} \rfloor$$

である．$M(=\{1, \ldots, m\})$ はすべての帰無仮説に関するインデックスの集合，t_j は H_j の検定に対する統計量（正確には，多群比較における正規性の仮定から導かれる統計量；3.4 節），$c_{\max}$ は最大 t 検定の棄却限界値である．最大 t 検定の検定方式は「いずれかの t_j が $c_{\max}$ 以上であれば，$\bigcap_{j=1}^{m} H_j$ を棄却する」と解釈することも可能であり，少なくとも 1 つの帰無仮説が誤っていることを判断するように構成されているといえる．統計量を用いる包括検定には，ordinary least squares（OLS）法や generalized least squares（GLS）法があり，複数の評価項目に対する検定で利用される（O'Brien, 1984；5.4 節）．

最大 t 検定を一般化すると，H_j の検定に対する検定統計量 T_j を用いる，

$$\lceil T_{\max} = \max_{j \in M}(T_j) \geq C_{\max\mathrm{T}} \text{ のとき，} \bigcap_{j=1}^{m} H_j \text{ を棄却する} \rfloor$$

という検定方式の最大 T 検定となる．$C_{\max\mathrm{T}}$ は最大 T 検定の棄却限界値である．T_j には，統計量に限らず，あらゆる検定統計量を用いることができる．

最大 T 検定の問題は，統計量と χ^2 統計量の値が比較できないように，H_j ごとに異なる検定統計量を用いる場合は最大値が意味をなさないことである．T_j が比較可能でない場合，T_j に対応する p 値（p_j）を用いることで比較可能な検定統計量に基づく UI 検定が導かれる．

p 値を用いる UI 検定の一つである最小 p 検定の検定方式は，

$$\lceil p_{\min} = \min_{j \in M}(p_j) \leq C_{\minP} \text{ のとき，} \bigcap_{j=1}^{m} H_j \text{ を棄却する} \rfloor$$

であり，大小関係に注意すれば，p 値に基づく最大 T 検定と見なすことができる．$C_{\minP}$ は最小 p 検定の棄却限界値である．p 値を用いるその他の UI 検定には Bonferroni 検定や Sidak 検定がある（2.4.1 項）．Simes 検定は，$p_1, \ldots, p_m$ を小さい順に並べたときの順序の情報を含む p 値（ordered p-value：順序付き p 値）を用いる UI 検定で，

$$\lceil \text{少なくとも 1 つの } j \text{ について } p_{(j)} \leq \alpha \times \frac{j}{m} \text{ であれば，} \bigcap_{j=1}^{m} H_j \text{ を棄却する} \rfloor$$

という検定方式である．$p_{(j)}$ は j 番目に小さい p 値である．

2.2.2 intersection-union 検定

IU 検定では，帰無仮説の和集合を検定することで対立仮説の積集合を採択するかを判断する．つまり，

$$\bigcup_{j=1}^{m} H_j \quad \text{versus} \quad \bigcap_{j=1}^{m} K_j$$

を判断する検定である．$\bigcup_{j=1}^{m} H_j$ は「いずれかの帰無仮説が正しい」，$\bigcap_{j=1}^{m} K_j$ は「すべての対立仮説が正しい」という仮説である．「すべての帰無仮説が誤っている」ことを判断するために IU 検定は用いられる．

IU 検定の一つである最小 t 検定の検定方式は，

$$\lceil t_{\min} = \min_{j \in M}(t_j) \geq c_{\min} \text{ のとき，} \bigcup_{j=1}^{m} H_j \text{ を棄却する} \rfloor$$

である．$c_{\min}$ は最小 t 検定の棄却限界値である．最小 t 検定の検定方式は「すべての t_j が $c_{\min}$ 以上であれば，$\bigcup_{j=1}^{m} H_j$ を棄却する」とも解釈可能であり，すべての帰無仮説が誤っていることを判断するように構成されているともいえ

朝倉書店〈経営・数理・経済工学関連書〉ご案内

時系列分析ハンドブック
T.S.ラオ他編　北川源四郎・田中勝人・川﨑能典監訳
A5判 788頁 定価（本体18000円+税）（12211-4）

"Time Series Analysis : Methods and Applications"（Handbook of Statistics 30, Elsevier）の全訳。時系列分析の様々な理論的側面を23の章によりレビューするハンドブック。〔内容〕ブートストラップ法／線形性検定／非線形時系列／マルコフスイッチング／頑健推定／関数時系列／共分散行列推定／分位点回帰／生物統計への応用／計数時系列／非定常時系列／時空間時系列／連続時間時系列／スペクトル法・ウェーブレット法／Rによる時系列分析／他

モンテカルロ法ハンドブック
伏見正則・逆瀬川浩孝監訳
A5判 804頁 定価（本体18000円+税）（28005-0）

最新のトピック、技術、および実世界の応用を探るMC法を包括的に扱い、MATLABを用いて実践的に詳解〔内容〕一様乱数生成／準乱数生成／非一様乱数生成／確率分布／確率過程生成／マルコフ連鎖モンテカルロ法／離散事象シミュレーション／シミュレーション結果の統計解析／分散減少法／稀少事象のシミュレーション／微分係数の推定／確率的最適化／クロスエントロピー法／粒子分割法／金融工学への応用／ネットワーク信頼性への応用／微分方程式への応用／付録：数学基礎

経済時系列分析ハンドブック
刈屋武昭・前川功一・矢島美寛・福地純一郎・川崎能典編
A5判 788頁 定価（本体18000円+税）（29015-8）

経済分析の最前線に立つ実務家・研究者へ向けて主要な時系列分析手法を俯瞰。実データへの適用を重視した実践志向のハンドブック。〔内容〕時系列分析基礎（確率過程・ARIMA・VAR他）／回帰分析基礎／シミュレーション／金融経済財務データ（季節調整他）／ベイズ統計とMCMC／資産収益率モデル（酔歩・高頻度データ他）／資産価格モデル／リスクマネジメント／ミクロ時系列分析（マーケティング・環境・パネルデータ）／マクロ時系列分析（景気・為替他）／他

ベイズ計量経済学ハンドブック
照井伸彦監訳
A5判 564頁 定価（本体12000円+税）（29019-6）

いまやベイズ計量経済学は、計量経済理論だけでなく実証分析にまで広範に拡大しており、本書は教科書で身に付けた知識を研究領域に適用しようとするとき役立つよう企図されたもの。〔内容〕処理選択のベイズ的諸側面／交換可能性、表現定理、主観性／時系列状態空間モデル／柔軟なノンパラメトリックモデル／シミュレーションとMCMC／ミクロ経済におけるベイズ分析法／ベイズマクロ計量経済学／マーケティングにおけるベイズ分析法／ファイナンスにおける分析法

ものづくりに役立つ経営工学の事典 ―180の知識―
日本経営工学会編　日本技術士会経営工学部会・日本IE協会編集協力
A5判 408頁 定価（本体8200円+税）（27022-8）

ものづくりの歴史は、職人の技、道具による機械化、情報・知能によるシステム化・ブランド化を経て今日に至る。今後は従来の枠組みに限らない方法・視点でのものづくりが重要な意味をもつ。本書では経営工学の幅広い分野から180の知識を取り上げ、用語の説明、研究の歴史、面白い活用例を見開き2頁で解説。理解から実践まで役立つものづくりのソフト（ヒント）が満載。〔内容〕総論／人／もの／資金／情報／環境／確率・統計／IE・QC・OR／意思決定・評価／情報技術

サプライチェーンマネジメント〈全6巻〉
知識を整理し，現実の問題解決に役立つようわかりやすく解説する

1. 納期見積りと生産スケジューリング ―受注生産状況下での情報共有と連携―
黒田 充著
A5判 168頁 定価（本体3000円＋税）（27541-4）

個別生産・受注生産を対象としたSCM技術を具体的・明解に述べる。〔内容〕納期バッファを用いた納期見積法／動的資材引当てを同時に行う納期見積り／顧客要求納期とメーカー理想納期／納期短縮のための製品間における中間製品の共用化／他

2. 内示情報と生産計画 ―持続可能な社会における先行需要情報の活用―
上野信行著
A5判 216頁 定価（本体3600円＋税）（27542-1）

生産内示の情報を生産活動に効果的に活用する方法と実際を解説し「内示情報の生かし方」を体系化した初の書。〔内容〕内示情報の活用／内示情報を用いた生産計画／内示情報を用いた生産情報システム／内示情報を用いた生産計画モデルの拡張

3. 生産・発注の平準化 ―SCMを成功に導くその理論的背景―
田村隆善著
A5判 144頁 定価（本体2800円＋税）（27543-8）

メーカーとサプライヤー間の連携を簡単なルールで行うことができる有力な方法の平準化につき，具体例を交えながら解説した初の書。〔内容〕JIT生産システムと平準化／混合品種組立ライン製品投入順序計画／平準化の効果／MRPと平準化

4. 企業間の戦略的提携 ―マルチエージェント交渉による次世代SCM―
貝原俊也・谷水義隆・西 竜志著
A5判 192頁 定価（本体3400円＋税）（27544-5）

効率的SCMを実践する際に重要となる，企業間でWin-Winの関係を対等に構築する戦略的提携の必要性を平易に解説。〔内容〕基本アルゴリズム／インバウンド；オペレーション：プランニング／アウトバウンド；オペレーション：プランニング

5. サプライチェーン最適化の新潮流 ―統一モデルからリスク管理・人道支援まで―
久保幹雄著
A5判 176頁 定価（本体3200円＋税）（27545-2）

最新の研究動向とその適用法を解説し，最適化モデルを記述するための言語を明示。〔内容〕関連モデル／最適化言語／ロットサイズ決定／スケジューリングモデル／在庫モデル／配送計画モデル／帰着と変形とは／システム設計モデル／他

6. サプライチェーンの最適運用 ―かんばん方式を超えて―
大野勝久著
A5判 168頁 定価（本体3200円＋税）（27546-9）

原材料・部品の調達から生産・物流・販売を経て最終消費者に至るサプライチェーンの最適運用を明示。〔内容〕ブルウィップ効果／プル方式とその最適設計／確実環境下のJIT／シミュレーション／マルコフ決定過程／強化学習と近似DP／他

サプライ・チェーンの設計と管理 ―コンセプト・戦略・事例―（普及版）
D.スミチ-レビ・P.カミンスキー・E.スミチ-レビ著　久保幹雄 監修
A5判 408頁 定価（本体4800円＋税）（27023-5）

米国IE協会のBook-of-the-Yearなど数々の賞に輝くテキスト。〔内容〕ロジスティクス・ネットワークの構成／在庫管理／情報の価値／物流戦略／戦略的提携／国際的なSCM／製品設計とSCM／顧客価値／情報技術／意思決定支援システム

シリーズ〈金融工学の新潮流〉2　金融リスクモデリング ―理論と重要課題へのアプローチ―
室町幸雄編著
A5判 210頁 定価（本体3800円＋税）（29602-0）

実務家および研究者を対象とした，今後のリスク管理の高度化に役立つ実践的書。〔内容〕ARCH型不均一モデル／コピュラによる確率変数の依存関係の表現／レジームスイッチングモデル／極値理論／リスク量のバイアス／コア預金モデル／他

ファイナンス・ライブラリー12　実践 ベイズ統計学
中妻照雄著
A5判 180頁 定価（本体3400円＋税）（29542-9）

前著『入門編』の続編として，初学者でも可能なExcelによるベイズ分析の実際を解説。練習問題付き〔内容〕基本原理／信用リスク分析／ポートフォリオ選択／回帰モデルのベイズ分析／ベイズ型モデル平均／数学補論／確率分布と乱数生成法

ファイナンス・ライブラリー13　金融市場の高頻度データ分析 ―データ処理・モデリング・実証分析―
林 高樹・佐藤彰洋著
A5判 208頁 定価（本体3700円＋税）（29543-6）

金融市場が生み出す高頻度データについて，特徴，代表的な分析方法を解説。〔内容〕高頻度データとは／探索的データ分析／モデルと分析（価格変動，ボラティリティ変動，取引間隔変動）／テールリスク／外為市場の実証分析／他

ファイナンス・ライブラリー14　確率制御の基礎と応用
辻村元男・前田 章著
A5判 160頁 定価（本体3000円＋税）（29544-3）

先進的な経済・経営理論を支える確率制御の数理を，基礎から近年の応用まで概観。学部上級以上・専門家向け〔内容〕確率制御とは／確率制御のための数学／確率制御の基礎／より高度な確率制御／確率制御の応用／他

応用最適化〈全6巻〉
複雑になる〔…〕

1. 線 形 計 画 法
並木 誠著
A5判 200頁 定価（本体3400円＋税）（11786-8）

2. ネットワーク設計問題
片山直登訳
A5判 216頁 定価（本体3600円＋税）（11787-5）

3. 応用に役立つ50の最適化問題
藤澤克樹・梅谷俊治著
A5判 184頁 定価（本体3200円＋税）（11788-2）

4. ネットワーク最適化とアルゴリズム
繁野麻衣子著
A5判 200頁 定価（本体3400円＋税）（11789-9）

5. 確 率 計 画 法
椎名孝之著
A5判 184頁 定価（本体3200円＋税）（11790-5）

6. 非 線 形 計 画 法
山下信雄著
A5判 208頁 定価（本体3400円＋税）（11791-2）

シリーズ〈現代の品質管理〉5　現代オペレーションズ・マネジメント ―IoT時代の品質・生産性向上と顧客価値創造―
圓川隆夫 著
A5判 192頁 定価（本体2700円＋税）（27570-4）

顧客価値の創造をめざす製造業に求められる変動との戦いを，第一人者が理論と〔…〕線から解説。〔内容〕ものづくりの潮流／組織改善（TQM, TPM, TPS）／TOC／Factory Physics／戦略的SCM／顧客価値創造／他

シリーズ〈現代の品質管理〉4　システムの信頼性と安全性
田中健次著
A5判 192頁 定価（本体2700円＋税）（27570-4）

製品のハード面での高信頼度化が進む一方〔…〕すべき，使用環境や使用方法など「システム〔敗〕」による事故の防止を，事故例を検討して〔…〕察。〔内容〕システム視点からの信頼性設計〔…〕頼性解析／未然防止の手法／安全性設計／他

確率工学シリーズ1　待ち行列の数理モデル
木村俊一著
A5判 224頁 定価（本体3600円＋税）（27571-1）

数理と応用をつなぐ丁寧な解説のテキスト。〔…〕解あり。学部上級から〔内容〕待ち行列モデル〔…〕出生死滅型待ち行列／M/G/1待ち行列／M/〔…〕ち行列／拡散近似／待ち行列ネットワーク／〔…〕速習コース［マルコフ連鎖／再生過程近似〔…〕

市場分析のための 統計学入門
清水千弘著
A5判 160頁 定価（本体2500円＋税）（12215-2）

住宅価格や物価指数の例を用いて，経済と〔…〕読み解くための統計学の基礎をやさしく学ぶ〔内容〕統計分析とデータ／経済市場の変動を〔…〕／経済指標のばらつきを知る／相関関係を〔…〕／因果関係を測定する／回帰分析の実際〔…〕

る.最小 t 検定の一般化により,最小 T 検定の検定方式である,

$$\lceil T_{\min} = \min_{j \in M}(T_j) \geq C_{\min T} \text{ のとき, } \bigcup_{j=1}^{m} H_j \text{ を棄却する}\rfloor$$

を導くことができる.$C_{\min T}$ は最小 T 検定の棄却限界値である.また,各々の値が比較可能な p 値を用いる,

$$\lceil p_{\max} = \max_{j \in M}(p_j) \leq C_{\max P} \text{ のとき, } \bigcup_{j=1}^{m} H_j \text{ を棄却する}\rfloor$$

という検定方式の最大 p 検定も IU 検定である.$C_{\max P}$ は最大 p 検定の棄却限界値である.最大 p 検定から「すべての H_j が $p_j \leq C_{\max P}$ により棄却されれば,$\bigcup_{j=1}^{m} H_j$ を棄却する」という検定方式の IU 検定を導くことができる.

2.2.3 検定手順

UI 検定と IU 検定に共通する特徴は,H_j に関する棄却・保留そのものは考えていないことである.しかし,実際の研究では,試験治療の複数の用量群と対照治療群の対比較,複数の遺伝子発現量に関する 2 群比較など,個々の帰無仮説の棄却が重要となる場面は多い.このような場合

$$H_j \quad \text{versus} \quad K_j \quad (j=1,\ldots,m)$$

に対する判断を個別に行わなければいけない.複数の帰無仮説に対して個別に棄却・保留の判断を行うことで生じる問題(2.3 節)を適切に処理するためにさまざまな検定手順が提案されている.その分類の一つとして,シングルステップ手順やステップワイズ手順がある.

シングルステップ手順は「すべての帰無仮説について同時に検定を行う」検定手順で,「$T_j \geq c_j$ ならば H_j を棄却する」または「$p_j \leq \alpha_j$ ならば H_j を棄却する」という検定方式を H_j の検定に用いる.c_j は T_j に対する棄却限界値,α_j は p_j を検定統計量とした場合の棄却限界値で「調整有意水準」ともいう.H_j 以外の帰無仮説を棄却するかどうかの判断が H_j の棄却の判断に影響しないことが特徴である.Bonferroni 手順(3.3.2 項)や Dunnett 検定(3.4.3 項)がシングルステップ手順に含まれる.

ステップワイズ手順は「ある順序で帰無仮説を検定する」検定手順である.

各ステップでは,「$T_j \geq c_j$ ならば H_j を棄却する」または「$p_j \leq \alpha_j$ ならば H_j を棄却する」という判断を1つの帰無仮説 H_j に対して行う.次に,H_j の検定結果に基づいて,次の帰無仮説の検定に進むか,ほかの帰無仮説も棄却するか,などを決めるのが特徴である.データから決める検定の順序によって,ステップワイズ手順はさらに2つに分類される.一つはステップダウン手順で,検定統計量が最も大きい(p 値が最も小さい)帰無仮説から順に検定を行うものである.Holm 手順(3.3.3項)やステップダウン Dunnett 検定(3.4.3項)などがこれに含まれる.もう一つはステップアップ手順で,検定統計量が最も小さい(p 値が最も大きい)帰無仮説から順に検定を行うものである.Hochberg 手順(3.3.7項),Hommel 手順(3.3.6項)などがこれに含まれる.

シングルステップ手順とステップワイズ手順以外にも,閉原則(closure principle;2.4.4項)や分割原則(partitioning principle;2.4.5項)に基づいてさまざまな検定手順を構成することができる.

2.3 過誤と過誤確率

2.3.1 第1種の過誤と第2種の過誤

1回の仮説検定で起こる判断の誤りは2種類ある.一つは「正しい帰無仮説を棄却する」誤りで,第1種の過誤(type I error)または偽陽性(false positive)という.もう一つは「誤った帰無仮説を棄却しない(正しい対立仮説を採択しない)」誤りで,第2種の過誤(type II error)または偽陰性(false negative)という.正しい判断は,真陰性(true negative),真陽性(true positive)という(表2.1).

UI 検定における第1種の過誤は「すべての H_j が正しいにもかかわらず,$\bigcap_{j=1}^{m} H_j$ を棄却する」こと,第2種の過誤は「いずれかの H_j が誤っているにもかかわらず,$\bigcap_{j=1}^{m} H_j$ を棄却しない」ことである.IU 検定における第1種の過誤は「いずれかの H_j が正しいにもかかわらず,$\bigcup_{j=1}^{m} H_j$ を棄却する」こと,第2種の過誤は「すべての H_j が誤っているにもかかわらず,$\bigcup_{j=1}^{m} H_j$ を棄却しない」ことである.

2.3 過誤と過誤確率

表 2.1 検定の過誤

	保留	棄却
帰無仮説が正しい	真陰性	第1種の過誤
帰無仮説が誤っている（対立仮説が正しい）	第2種の過誤	真陽性

表 2.2 複数の帰無仮説に対する判断の正誤の数

	保留	棄却	計
帰無仮説が正しい	W	V	m_0
帰無仮説が誤っている（対立仮説が正しい）	U	S	m_1
計	$m-R$	R	m

複数の帰無仮説に対して個別の判断を行う場合，判断の正誤が帰無仮説ごとに得られる．多重比較においては，それぞれの判断の正誤とともに正誤の数を問題とする．表 2.2 は m 個の帰無仮説に対する判断をまとめたもので，W は真陰性の数，V は第1種の過誤の数，U は第2種の過誤の数，S は真陽性の数，R は棄却された帰無仮説の数，m_0 は正しい帰無仮説の数，m_1 は誤った帰無仮説（正しい対立仮説）の数である．

2.3.2 第1種の過誤確率

検定では第1種の過誤確率を，2.5% や 5% などの，望ましい水準（α 水準）以下に抑えることが要求される．ある1つの帰無仮説 H のみを検定する場合であれば，

$$\Pr[\text{Reject}\, H | H] \tag{2.3}$$

が制御すべき第1種の過誤確率である．UI 検定では $\Pr[\text{Reject} \bigcap_{j=1}^{m} H_j | \bigcap_{j=1}^{m} H_j]$，IU 検定では $\Pr[\text{Reject} \bigcap_{j=1}^{m} H_j | \bigcap_{j \in M_0} H_j]$ である．M_0 は真の帰無仮説に関するインデックスの集合であり，どの H_j が真であるかを考慮して IU 検定の第1種の過誤確率が定義される．

複数の帰無仮説に対して個別の判断を行う場合，制御すべき第1種の過誤確率は一意に定義できず，いくつかの第1種の過誤に関する指標が提案されてい

る．例えば，(2.3) の単純な拡張である．ある正しい帰無仮説 H_j を誤って棄却する確率（comparisonwise error rate：CWER）は，

$$\text{CWER} = \Pr[\text{Reject } H_j | H_j]$$

と定義される．すべての仮説検定のうち第 1 種の過誤が生じる割合（per comparison error rate：PCER）は，

$$\text{PCER} = \frac{E[V]}{m}$$

と定義される．$E[V]$ は第 1 種の過誤の数の期待値で，per family error rate （PFER）ともいわれる．すべての帰無仮説を有意水準 α で検定する場合，すべての帰無仮説が正しく，すべての j について $\Pr[\text{Reject } H_j | H_j] = \alpha$ であれば

$$\text{PCER} = \frac{E[V]}{m} = \frac{\alpha \times m}{m} = \alpha = \text{CWER}$$

となり，2 つの指標は一致する．CWER は個々の帰無仮説に対する判断，PCER はすべての帰無仮説に対する判断に着目した指標であるため，多重比較の文脈における「比較あたり」の指標としては PCER のほうが明瞭である．論文やテキストによっては CWER と PCER を区別していないこともあり，どの意味で使っているかは注意が必要である．

不適切な判断を行う（第 1 種の過誤が生じる）可能性を制御するために，CWER や PCER を α 水準以下に制御する検定手順を用いることは，研究の目的によっては適切でない．例えば，1 つでも帰無仮説が棄却されれば試験治療が有効であると判断するような検証的臨床試験では第 1 種の過誤が 1 つも生じないことが望ましいため，CWER や PCER を制御することは試験の目的と合致しない．このような場合，少なくとも 1 つの正しい帰無仮説を棄却する確率（familywise error rate：FWER），

$$\text{FWER} = \Pr[V \geq 1]$$

を α 水準以下に制御する検定手順が用いられる．

図 2.1 は，m 個の正しい帰無仮説を有意水準 $\alpha = 0.025$ でそれぞれ検定する場合の FWER と PCER を示したものである．ここでは，検定統計量がすべて独立であり，$\Pr[\text{Reject } H_j | H_j] = \alpha$ を仮定しているため，FWER は $1 - (1 - \alpha)^m$

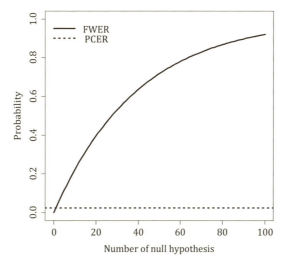

図 2.1 帰無仮説の数に対する FWER と PCER の変化

となる.図 2.1 から,たとえ PCER を 0.025 に制御していても,帰無仮説の数が増えれば試験治療が有効だと誤って判断する確率が高まる場合があることがわかる.ただし,FWER に寄与する仮説検定が,必ずしも研究で行うすべての仮説検定ではないことに注意が必要である.なぜなら,Hochberg and Tamhane (1987) によれば,FWER の "family" は "any collection of inferences for which it is meaningful to take into account some combined measure of error" と定義されるからである.つまり,探索的な仮説検定の過誤は検証的な仮説検定の過誤と意味合いが異なるため,探索的なものを FWER で考慮する必要はないかもしれない.

　実際の研究ではどの帰無仮説が正しいかがわからないので,FWER が制御されているかどうかは 2 つの意味に分けて定義する必要がある.一つは強い意味 (in the strong sense) での制御で,「いずれかの帰無仮説が正しい場合においても FWER を α 水準以下に保つ」ことを保証する.m 個の帰無仮説に対しては 2^m-1 通りの正しい帰無仮説の組み合わせが考えられるが,どの場合が真であるとしても FWER が α 水準以下に制御されることを意味する.試験治

療のどの用量が対照治療よりも優れているか，などの個別の帰無仮説に対する判断を正しく行うことが要求される場合には強い意味で FWER を制御する必要がある（CHMP, 2017）．もう一つは弱い意味 (in the weak sense) での制御で，「すべての帰無仮説が正しい場合に FWER を α 水準以下に保つ」ことのみを保証する．少なくとも試験治療に効果があることは検証するが，どの用量に効果があるかまでは検証しない場合，弱い意味で FWER を制御すればよい．Fisher's least significant difference 手順（Fisher, 1935）を3群比較で用いると強い意味で，4群以上の比較で用いると弱い意味で FWER が制御されるため，検定手順の特徴を理解するうえでも重要な区別である．その他の第1種の過誤確率の定義においても，「強い」と「弱い」で制御の意味が同様に区別される．

マイクロアレイ解析などの，探索したい帰無仮説の数が膨大になる研究で FWER による不適切な判断の制御を行うと，研究の目的に対して保守的になりすぎてしまう問題がある．そのため，いくつかの第1種の過誤を許容する gFWER（generalized familywise error rate）や，棄却した帰無仮説に対する第1種の過誤の割合（false discovery proportion：FDP）など，より寛容な指標に基づいて不適切な判断を制御することが提案されている．gFWER は少なくとも k 個以上の正しい帰無仮説を棄却する確率であり，

$$\mathrm{gFWER} = \Pr[V \geq k]$$

と定義される（Hommel and Hoffmann, 1987；Lehmann and Romano, 2005）．$m_0 \geq k$ のときに意味がある FWER を一般化した指標で，$k=1$ のときは FWER である．FDP は V/R であり，1つも帰無仮説が棄却されないときは $R=V=0$ であるから，FDP$=0$ である．FDP を制御するための指標として初期に提案されたのが，FDP の期待値である false discovery rate（FDR）であり，

$$\begin{aligned}
\mathrm{FDR} &= \mathrm{E}[\mathrm{FDP}] \\
&= \mathrm{E}\left[\frac{V}{R}\bigg| R \geq 1\right] \times \Pr[R \geq 1] + 0 \times \Pr[R=0] \\
&= \mathrm{E}\left[\frac{V}{R}\bigg| R \geq 1\right] \times \Pr[R \geq 1]
\end{aligned}$$

2.3 過誤と過誤確率

と定義される (Benjamini and Hochberg, 1995). gFWER は m_0 の増加に対して指数的に大きくなるため, m_0 が非常に大きい場合は FDR を用いるほうが目的に合った適切な判断を行いやすい. しかし, V の分布のみから計算できる gFWER に比べると, V と R の同時分布から期待値を計算しなければならない FDR は扱いにくいという難点もある.

FDP に関する指標は FDR 以外にも提案されている. pFDR (positive false discovery rate) は帰無仮説の棄却を条件付けたもとでの FDP の期待値で,

$$\mathrm{pFDR} = \mathrm{E}\left[\frac{V}{R}\middle| R \geq 1\right]$$

と定義される (Storey, 2003). 一方で, FDR や pFDR がある値以下となるように制御することは FDP がある値以下となることとは直接的には関連しないので, より直接的な指標 (proportion of false positive：PFP),

$$\mathrm{PFP} = \mathrm{Pr}\left[\frac{V}{R} > g\right], \quad 0 < g < 1$$

を用いて第1種の過誤の割合を制御することが提案されている (Korn *et al.*, 2004；van der Laan *et al.*, 2004). $g = 0$ とすると,

$$\mathrm{PFP} = \mathrm{Pr}\left[\frac{V}{R} > 0\right] = \mathrm{Pr}[V > 0] = \mathrm{Pr}[V \geq 1] = \mathrm{FWER}$$

であるから, PFP は FWER となる.

これまでに説明した第1種の過誤に関する指標をまとめると表2.3になる. PCER, FWER, FDR の大小関係を比較すると, $R \neq 0$ のとき $V/m \leq V/R \leq I(V \geq 1)$ であることから, PCER $\leq$ FDR $\leq$ FWER となる. ただし, $I(\ )$ は括弧内が真のとき1, 偽のとき0をとる指示関数である. すべての帰無仮説が正しい場合, $V = R$ であるから,

$$\mathrm{FDR} = \mathrm{E}[1|R \geq 1] \times \mathrm{Pr}[R \geq 1] = \mathrm{Pr}[R \geq 1] = \mathrm{Pr}[V \geq 1] = \mathrm{FWER}$$

となり, FDR は FWER に一致する. つまり, FDR を制御することは FWER を弱い意味で制御していることを意味している.

表 2.3 第 1 種の過誤確率の種類

名称	定義
CWER	$\Pr[\text{Reject } H_j]$
PCER	$E[V]/m$
FWER	$\Pr[V \geq 1]$
gFWER	$\Pr[V \geq k]$
FDP	$\begin{cases} V/R, & R \geq 1 \\ 0, & R=0 \end{cases}$
FDR	$E[\text{FDP}]$
pFDR	$E[V/R \mid R \geq 1]$
PFP	$\Pr[V/R > g],\ 0 < g < 1$

2.3.3 検出力

H のみの検定では，H が正しいときは第 1 種の過誤確率を α 水準以下に制御し，H が誤っている（対立仮説 K が正しい）ときは第 2 種の過誤確率（$\Pr[\text{Retain } H \mid K]$）を小さくする方法が望まれる．実際は，検出力（1−第 2 種の過誤確率）が大きいかどうかを考慮して検定方式を選択する．

多重比較においても，第 1 種の過誤に関するいずれかの指標を α 水準以下に抑え，検出力を大きくする検定や検定手順が選択される．UI 検定で考慮する検出力は $\Pr\left[\text{Reject } \bigcap_{j=1}^{m} H_j \mid \bigcup_{j \in M_1} K_j\right]$ であり，いずれかの対立仮説が正しいもとで定義される．M_1 は真の対立仮説に関するインデックスの集合である．IU 検定で考慮する検出力は $\Pr\left[\text{Reject } \bigcup_{j=1}^{m} H_j \mid \bigcap_{j=1}^{m} K_j\right]$ である．

複数の帰無仮説に対して個別の判断を行う場合，第 1 種の過誤確率と同様，検出力は一意に定義できないが，第 1 種の過誤確率と関連した指標がいくつか定義されている．例えば，CWER と同様に，特定の帰無仮説の棄却に着目する検出力は，

$$\text{marginal power} = \Pr[\text{Reject } H_j \mid K_j]$$

と定義される．PCER と同様に，すべての仮説検定のうち真陽性が生じる割合に着目する検出力は，

2.3 過誤と過誤確率

$$\text{average power} = \frac{E[S]}{m} = \sum_{j \in M_1} \Pr[\text{Reject } H_j | K_j] \times \frac{1}{m}$$

と定義される．average power は marginal power の平均のような検出力になっており，すべての仮説検定に対して同じ重み（$1/m$）を用いている．一方で，興味のある仮説検定に対してより大きな重みを用いる平均的な検出力は，

$$\text{weighted power} = \sum_{j \in M_1} \Pr[\text{Reject } H_j | K_j] \times w_j$$

と定義され（Dmitrienko et al., 2015），average power を拡張した指標になっている．ただし，重み w_j の範囲は $0 \leq w_j \leq 1$ で，$\sum_{j=1}^{m} w_j = 1$ を満たさなければいけない．

FWER に対応する検出力は，少なくとも1つの誤った帰無仮説を棄却する確率である，

$$\text{disjunctive power} = \Pr[S \geq 1] \qquad (2.4)$$

と定義される（Senn and Bretz, 2007）．disjunctive power は minimal power （Westfall et al., 2011）ともいい，複数の対比較（2群比較）を行う状況では any-pairs power ともよばれる．FDR に対応する検出力は，棄却した帰無仮説に対する真陽性の割合の期待値（true discovery rate：TDR）である，

$$\begin{aligned}
\text{TDR} &= E\left[\frac{S}{R}\right] \\
&= E\left[\frac{S}{R} \middle| R \geq 1\right] \times \Pr[R \geq 1] + 0 \times \Pr[R=0] \\
&= E\left[\frac{(R-V)}{R} \middle| R \geq 1\right] \times \Pr[R \geq 1] \\
&= \Pr[R \geq 1] - \text{FDR}
\end{aligned}$$

と定義される．すべての帰無仮説が誤っているときは $V=0$，$R=S$ であるから，TDR は disjunctive power に一致する．

真陽性の数に着目した検出力として，すべての誤った帰無仮説を棄却する確率である

$$\text{conjunctive power} = \Pr[S = m_1] \qquad (2.5)$$

がある（Senn and Bretz, 2007）．conjunctive power は complete power （Westfall et al., 2011）ともいい，複数の対比較を行う状況では all-pairs power ともよば

れる．conjunctive power はいずれの第 1 種の過誤に関する指標とも対応していないが，研究の目的に合わせて用いられる．その他の検出力も同様で，対応に関係なく，研究の目的から最適と考えられるものが選択される．例えば，FWER を制御する多重比較手順を適用する研究であっても，disjunctive power が大きくなる多重比較手順を採用することは必ずしも要求されない．

そのほかにも，(2.4) や (2.5) の定義を興味のある帰無仮説の集合に限定する subset disjunctive power や subset conjunctive power という検出力も提案されている (Dmitrienko et al., 2015)．

2.4 妥当な検定と検定手順の構成

第 1 種の過誤に関するいずれかの指標を α 水準以下に抑える検定や検定手順は妥当である．それらの妥当性は，検定統計量の同時分布や p 値に関する不等式を用いて証明することができる．閉原則や分割原則に基づく検定手順は，FWER を強い意味で制御するという点で妥当である．ステップワイズ手順が妥当であるかどうかはさまざまな方法で証明でき，例えば，それらを閉検定手順（閉原則に基づく検定手順）として導くことにより証明可能である．本節では FWER を α 水準以下に制御する検定手順の導出を説明するが，FDR を制御する検定手順も検定統計量の同時分布や p 値に関する不等式からの導出を基本とすることは変わらない (Dudoit and van der Laan, 2008)．

2.4.1 UI 検定の棄却限界値

UI 検定では，$\bigcap_{j=1}^{m} H_j$ が正しいもとで棄却域の確率が α 水準以下となる値が妥当な棄却限界値である．多変量 t 分布など，各帰無仮説に対する検定統計量の同時分布を用いて棄却限界値は計算される．最大 T 検定や最小 p 検定のように，検定統計量の同時分布の特定が難しいと考えられる場合，再抽出法 (resampling) により推定された同時分布から棄却限界値を求めることができる．ただし，推定に用いる仮定や推定精度には注意が必要である．

検定統計量の同時分布がわからない場合でも，確率に関する不等式から求ま

2.4 妥当な検定と検定手順の構成

る $\Pr[\min_{j \in M}(p_j) \leq C_{\text{minP}}]$ の上限より C_{minP} を決めることができる．例えば，

$$\Pr\left[\min_{j \in M}(p_j) \leq C_{\text{minP}}\right] = \Pr\left[\bigcup_{j=1}^{m}(p_j \leq C_{\text{minP}})\right]$$
$$\leq \sum_{j=1}^{m} \Pr[p_j \leq C_{\text{minP}}] \qquad (2.6)$$
$$\leq \sum_{j=1}^{m} C_{\text{minP}} = C_{\text{minP}} \times m$$

という関係から，$C_{\text{minP}} \times m$ が上限として求まる．1つ目の不等式は Bonferroni の不等式を，2つ目の不等式は H_j のもとで $\Pr[p_j \leq C_{\text{minP}}] \leq C_{\text{minP}}$ となることを用いている．検定統計量の同時分布によらず Bonferroni の不等式は成立するため，$C_{\text{minP}} \times m \leq \alpha$ であれば第1種の過誤確率は制御される．$C_{\text{minP}} = \alpha/m$ とする最小 p 検定が Bonferroni 検定である．式 (2.6) の1つ目の不等式に Sidak の不等式を用いる場合，

$$\Pr\left[\bigcup_{j=1}^{m}(p_j \leq C_{\text{minP}})\right] = 1 - \Pr\left[\bigcap_{j=1}^{m}(p_j > C_{\text{minP}})\right] \leq 1 - (1 - C_{\text{minP}})^m$$

と上限が抑えられる．Sidak の不等式が成立するのは検定統計量の相関係数が非負となるときであるため (Tong, 1980)，検定統計量の相関係数が負のときは第1種の過誤確率が制御されるとは限らない．$C_{\text{minP}} = 1 - (1-\alpha)^{1/m}$ とする最小 p 検定が Sidak 検定である．

Simes 検定の検定方式は一様分布に従う独立な確率変数に関する不等式から導出される (Simes, 1986)．$\bigcap_{j=1}^{m} H_j$ のもとで（連続な）p_j はすべて一様分布に従うので，p_j が独立であれば，Simes の不等式から，

$$\Pr\left[\bigcap_{j=1}^{m}\left(p_{(j)} \geq \alpha \times \frac{j}{m}\right)\right] \geq 1 - \alpha$$

が成立する．つまり，$\Pr[\bigcup_{j=1}^{m}(p_{(j)} \leq \alpha \times j/m)] \leq \alpha$ となるとき，$\bigcap_{j=1}^{m} H_j$ のもとで極端なことが起きたと判断して，$\bigcap_{j=1}^{m} H_j$ を棄却するのが Simes 検定である．すべての相関係数が非負の同じ値である多変量正規分布か多変量 t 分布に検定統計量が従うときも，Simes 検定は第1種の過誤確率を α 水準以下に制御する (Sarkar and Chang, 1997；Sarkar, 1998)．その他のいくつかの場合においても，第1種の過誤確率はさほど大きくならないことがシミュレーション実

験により示されている (Hochberg and Rom, 1995; Samuel-Cahn, 1996).

図 2.2 は,$m=2$ のときの Bonferroni 検定と Simes 検定の棄却域を示している.Simes 検定のほうが $[\alpha/2,\alpha]\times[\alpha/2,\alpha]$ の領域だけ棄却域が広いため,Bonferroni 検定よりも $H_1\cap H_2$ を棄却しやすいことがわかる.図 2.3 は,すべ

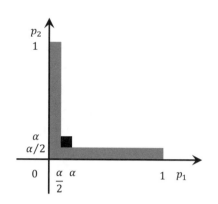

図 2.2 帰無仮説が 2 つの場合の Bonferroni
検定と Simes 検定の棄却域
灰色:Bonferroni 検定,灰色+黒色:Simes 検定.

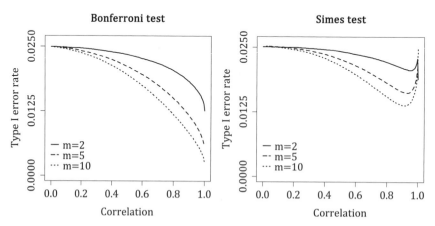

図 2.3 帰無仮説の数と相関係数の第 1 種の過誤確率に対する影響
左:Bonferroni 検定,右:Simes 検定.

ての相関係数が非負の同じ値である多変量正規分布に検定統計量が従う場合の，$\alpha=0.025$ とした Bonferroni 検定と Simes 検定の第1種の過誤確率を示している．帰無仮説の数が多くなるほど，相関係数が高くなるほど，どちらの検定も保守的になる．ただし，相関係数が1に近づくと，Simes 検定での第1種の過誤確率は α 水準（0.025）付近に近づく．また，Simes 検定よりも Bonferroni 検定のほうが全般的に保守的であり，相関係数が高い場合はその傾向が強くなる．図 2.3 から，Simes の不等式が成立するもとでは Simes 検定の第1種の過誤確率がより高いことがわかる．

2.4.2 IU 検定の棄却限界値

IU 検定では，$\bigcap_{j \in M_0} H_j$ が正しいもとで棄却域の確率が α 水準以下となる値が妥当な棄却限界値である．$\bigcap_{j \in M_0} H_j$ のもとでの検定統計量の（同時）分布から棄却限界値を計算できるが，事前にどの帰無仮説が正しいか（$\bigcap_{j \in M_0} H_j$）を特定することはできない．そのため，$\bigcup_{j \in M} H_j$ のもとで棄却限界値が計算される．最小 t 検定であれば，

$$\inf \left\{ c_{\min} : \Pr \left[\min_{j \in M}(t_j) \geq c_{\min} \; \Big| \; \bigcap_{j \in M_0} H_j \right] \leq \alpha \right\}$$
$$\leq \inf \left\{ c'_{\min} : \Pr \left[\min_{j \in M}(t_j) \geq c'_{\min} \; \Big| \; \bigcup_{j \in M} H_j \right] \leq \alpha \right\} \quad (2.7)$$

を満たす $c'_{\min}$ を求める．ただし，$\bigcup_{j \in M} H_j$ のもとでの検定統計量の同時分布を特定することも一般にできないので，

$$\Pr \left[\min_{j \in M}(t_j) \geq c'_{\min} \right] = \Pr \left[\bigcap_{j \in M}(t_j \geq c'_{\min}) \right] \leq \min_{j \in M} \Pr [(t_j \geq c'_{\min})] \leq \alpha \quad (2.8)$$

という不等式を利用する．すべての j について $\Pr[t_j \geq c'_{\min} | H_j] \leq \alpha$ を満たす $c'_{\min}$ は，式（2.7）と式（2.8）を満たすので，妥当な棄却限界値である．多変量 t 分布の性質上，H_j 以外の帰無仮説が正しいかにかかわらず t_j の周辺分布は t 分布であることから，$\Pr[t_j \geq c'_{\min} | H_j]$ は t 分布から計算できる．つまり，最小 t 検定の棄却限界値は t 分布の上側 $\alpha \times 100\%$ 点から求まるということである．

最小 T 検定や最大 p 検定の棄却限界値の求め方も最小 t 検定と同様である．

最大 p 検定の場合,

$$\Pr\left[\max_{j\in M}(p_j) \leq C_{\max P}\right] = \Pr\left[\bigcap_{j=1}^{m}(p_j \leq C_{\max P})\right] \leq \min_{j\in M_0}(\Pr[p_j \leq C_{\max P}])$$

という不等式から,$C_{\max P}=\alpha$ とすれば,第1種の過誤確率が α 水準以下となる IU 検定になる.$C_{\max P}=\alpha$ とする最大 p 検定から,「『$p_j \leq \alpha$ ならば H_j を棄却する』という検定方式を用いてすべての帰無仮説を棄却するとき,$\bigcup_{j\in M}H_j$ を棄却する」という IU 検定の検定方式が導かれる.

2.4.3 シングルステップ手順における棄却限界値

シングルステップ手順では,$\bigcap_{j\in M_0}H_j$ が正しいもとで FWER が α 水準以下となる値が妥当な棄却限界値である.しかし,$\bigcap_{j\in M_0}H_j$ は事前に特定できないため,

$$\Pr\left[\bigcup_{j\in M}T_j \geq c_j \Big| \bigcap_{j\in M}H_j\right] \leq \alpha \rightarrow \Pr\left[\bigcup_{j\in M_0}T_j \geq c_j \Big| \bigcap_{j\in M_0}H_j\right] \leq \alpha \qquad (2.9)$$

という条件を満たすように $\bigcap_{j\in M}H_j$ のもとで c_j を計算する.調整有意水準については,

$$\Pr\left[\bigcup_{j\in M}p_j \leq \alpha_j \Big| \bigcap_{j\in M}H_j\right] \leq \alpha \rightarrow \Pr\left[\bigcup_{j\in M_0}p_j \leq \alpha_j \Big| \bigcap_{j\in M_0}H_j\right] \leq \alpha \qquad (2.10)$$

という条件から α_j を計算する.式(2.9)や式(2.10)は,「$\Pr[\bigcup_{j\in M_0}T_j \geq c'_j | \bigcap_{j\in M_0}H_j] \leq \alpha$ を満たし,すべての j について $c'_j \leq c_j$ となる,$c'_1,\ldots,c'_m$ が必ず存在する」,「$\Pr[\bigcup_{j\in M_0}p_j \leq \alpha'_j | \bigcap_{j\in M_0}H_j] \leq \alpha$ を満たし,すべての j について $\alpha_j \leq \alpha'_j$ となる,$\alpha'_1,\ldots,\alpha'_m$ が必ず存在する」ということを意味している.そのため,コンソナンス(consonance)のある閉検定手順(2.4.4項)としてシングルステップ手順を正当化することも可能である.式(2.9)や式(2.10)の条件から求めた c_j や α_j を用いるシングルステップ手順は,$M_0 \subset M$ の場合は保守的であるが,強い意味で FWER を α 水準以下に制御する.

シングルステップ手順の棄却限界値は $\bigcap_{j\in M}H_j$ のもとでの検定統計量の同時分布から求めることができる.図2.4は,3群比較を行う場合の Dunnett 検定の棄却限界値を示している.Dunnett 検定はそれぞれの帰無仮説の検定に統計量を用いるため,$H_1 \cap H_2$ のもとでの多変量 t 分布から $c(=c_1=c_2)$ を計算すれ

2.4 妥当な検定と検定手順の構成

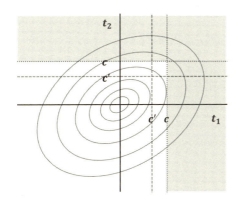

図 2.4 3群比較における Dunnett 検定の棄却限界値

ばよい．H_1 または H_2 のもとで $\Pr[t_j \geq c'] \leq \alpha$ を満たす c' は，多変量 t 分布の性質上，$c' \leq c$ となる．そのため，c を棄却限界値として用いる Dunnett 検定は FWER を強い意味で α 水準以下に制御する．

検定統計量の同時分布の特定が難しいシングルステップ手順の場合，再抽出法により推定した同時分布を用いて棄却限界値を求めることができる．その際の仮定は Dudoit and van der Laan (2008) が詳しい．

p_j を検定統計量とするシングルステップ手順では不等式を用いて調整有意水準を求めることができる．Bonferroni の不等式を用いる場合，

$$\Pr\left[\bigcup_{j=1}^{m}(p_j \leq \alpha_j)\right] \leq \sum_{j=1}^{m}\Pr[p_j \leq \alpha_j] \leq \sum_{j=1}^{m}\alpha_j \leq \alpha \quad (2.11)$$

を満たすように α_j を計算する．$\bigcap_{j \in M_0} H_j$ のもとでの FWER は，Bonferroni の不等式より，

$$\Pr\left[\bigcup_{j \in M_0} p_j \leq \alpha_j\right] \leq \sum_{j \in M_0}\Pr[p_j \leq \alpha_j] \leq \sum_{j \in M_0}\alpha_j \leq \alpha$$

となるため，FWER は強い意味で α 水準以下に制御される．式 (2.11) から，「$p_j \leq \alpha/m$ を満たすとき，H_j を棄却する」という検定をすべての帰無仮説について同時に行う，Bonferroni 手順が導かれる．重み付き Bonferroni 手順であれば「$p_j \leq w_j\alpha$ を満たすとき，H_j を棄却する」という検定手順になる．ただ

し，w_j は H_j に対する重みで，$0 \leq w_j \leq 1$, $\sum_{j=1}^{m} w_j = 1$ を満たさなければいけない．Sidak の不等式を Bonferroni の不等式の代わりに用いれば，「$p_j \leq 1-(1-\alpha)^{1/m}$ を満たすとき，H_j を棄却する」という検定をすべての帰無仮説について同時に行う．Sidak 手順が導かれる．

シングルステップ手順は $\bigcap_{j=1}^{m} H_j$ のもとで棄却限界値を計算しているため，対応する UI 検定が必ず存在する．

2.4.4 閉原則と閉検定手順

閉原則とは，閉検定手順（closed testing procedure）が強い意味で FWER を α 水準以下に制御することを保証する原則である．閉検定手順による H_j の検定は

(1) $\overline{\mathcal{H}} = \{H_I = \bigcap_{j \in I} H_j : I \subseteq M, I \neq \phi\}$ を規定する
(2) $H_I (\in \overline{\mathcal{H}})$ をそれぞれ有意水準 α で検定する
(3) $j \in I$ である $H_I (\in \overline{\mathcal{H}})$ をすべて棄却すれば，H_j を棄却する

という手順で行う．$\overline{\mathcal{H}}$ は閉じた仮説族（closed family）で，帰無仮説に関するインデックスの集合 $I, I' \subseteq M$ に関して，$H_I \cap H_{I'} \in \overline{\mathcal{H}}$ となる集合である．H_I は積仮説（intersection hypothesis）である．(2) における H_I の検定には第 1 種の過誤確率を α 水準以下に制御する包括検定（UI 検定）を用いる．

閉原則を説明するために，まず，H_1 と H_2 の検定を想定する．このとき，$\overline{\mathcal{H}} = \{H_1 \cap H_2, H_1, H_2\}$ である．閉検定手順では，$H_1 \cap H_2$ と H_1 を棄却するとき H_1 を，$H_1 \cap H_2$ と H_2 を棄却するとき H_2 を棄却する．H_1, H_2 の棄却が第 1 種の過誤かどうかは，正しい帰無仮説の組み合わせに依存する．H_1 と H_2（$H_1 \cap H_2$）が正しい場合，H_1, H_2 のいずれが棄却されたとしても第 1 種の過誤となる．いずれかの帰無仮説が棄却される確率は，

$$\Pr[\{(\text{Reject } H_1 \cap H_2) \cap (\text{Reject } H_1)\} \cup \{(\text{Reject } H_1 \cap H_2) \cap (\text{Reject } H_2)\}]$$
$$= \Pr[(\text{Reject } H_1 \cap H_2) \cap \{(\text{Reject } H_1) \cup (\text{Reject } H_2)\}]$$
$$\leq \Pr[\text{Reject } H_1 \cap H_2] \qquad (2.12)$$

となるので，FWER $\leq \Pr[\text{Reject } H_1 \cap H_2]$ である．H_1 のみが正しい場合，H_1 の棄却が第 1 種の過誤であり

$$\Pr[\text{Reject}\,(H_1 \cap H_2) \cap \text{Reject}\,H_1] \leq \Pr[\text{Reject}\,H_1] \qquad (2.13)$$

となるので，FWER≤Pr[Reject H_1] である．同様に，H_2 のみが正しい場合，FWER≤Pr[Reject H_2] である．閉検定手順は，$H_1 \cap H_2$, H_1, H_2 を有意水準 α で検定するため，FWER を強い意味で α 水準以下に制御することがわかる．帰無仮説が3つ以上の場合においても同様に閉原則は成立する．なぜなら，いずれの $I(\subseteq M)$ に対する H_I が正しいとしても，$j \in I$ である H_j を棄却するには H_I を有意水準 α で棄却しなければならないからである．このとき式 (2.12) や式 (2.13) と同様の不等式から，FWER≤Pr[Reject H_I]≤α となることが証明される．

閉検定手順の (1) で $\overline{\mathcal{H}}$ を定義する際は，いずれの I においても H_I が定義できるかを考慮する必要がある．例として，低用量群，中用量群，高用量群の3群に関する対比較を考える．低用量群，中用量群，高用量群それぞれにおける評価項目の母平均を μ_1, μ_2, μ_3 とすると，すべての対比較に関する帰無仮説と対立仮説は

$$H_1: \mu_1 = \mu_2, \quad K_1: \mu_1 \neq \mu_2,$$
$$H_2: \mu_2 = \mu_3, \quad K_2: \mu_2 \neq \mu_3,$$
$$H_3: \mu_3 = \mu_1, \quad K_3: \mu_3 \neq \mu_1,$$

と設定できる．このとき，K_1, H_2, H_3 は同時に成立しないため，$H_2 \cap H_3$ は $H_1 \cap H_2 \cap H_3$ となる．$H_1 \cap H_2$, $H_1 \cap H_3$ も $H_1 \cap H_2 \cap H_3$ となるので，閉じた仮説族は

$$\overline{\mathcal{H}} = \{H_1 \cap H_2 \cap H_3, H_1, H_2, H_3\}$$

と定義される．このように一部の $I \subseteq M$ において H_I が定義できないことを restricted combination という．Shaffer 手順 (1986) は restricted combination を考慮する閉検定手順の一つである．

閉検定手順の (2) における積仮説の検定では，コヒーレンス (coherence) が保たれているかが重要となる．コヒーレンスは，$I' \subset I$ のとき，「いずれかの $H_{I'}$ が棄却されるのであれば，H_I も棄却される」ことを意味する．$H_{I'}$ が誤っているのであれば H_I は必ず誤っているので，検定手順がコヒーレンスを保つことは本質的な問題である．言い換えると「H_I が棄却されなければ，$H_{I'}$

も棄却されない」となるので，閉検定手順では $H_{I'}$ よりも H_I を先に検定する．類似した概念にコンソナンスがあり，「H_I が棄却されるのであれば，いずれかの $H_{I'}$ が棄却される」ことを意味する．H_I が誤っていれば $H_{I'}$ のいずれかは誤っているが，検定結果としては矛盾がないのでコンソナンスが保たれる必要は必ずしもない．積仮説の検定のいくつかをスキップする閉検定手順のショートカット（Grechanovsky and Hochberg, 1999；3.3 節）やグラフィカル接近法（4.4 節）では，コンソナンスが保たれている必要がある．

閉検定手順の例として，$M=\{1,2,3,4\}$ のときの手順を説明する．閉じた仮説族は，

$\overline{\mathcal{H}}=\{H_{1234}, H_{123}, H_{124}, H_{134}, H_{234}, H_{12}, H_{13}, H_{14}, H_{23}, H_{24}, H_{34}, H_1, H_2, H_3, H_4\}$

である．ただし，$H_{1234}=H_1\cap H_2\cap H_3\cap H_4$，$H_{jj'j''}=H_j\cap H_{j'}\cap H_{j''}$，$H_{jj'}=H_j\cap H_{j'}$ で，$1\leq j\neq j'\neq j''\leq 4$ である．「H_{1234} が棄却されなければ，いずれの H_j も閉検定手順では棄却されない」といったコヒーレンスを考慮し，図 2.5 において上に配置された H_I から順に検定を行う．

各積仮説の検定結果は決定行列（decision matrix）とよばれる表を用いてまとめられる．表 2.4 は H_I の検定に Bonferroni 検定を用いるときの決定行列である．H_I の検定に対する p 値（local p-value）である p_I を行ごとにまとめ，$j\in I$ である H_j の列には p_I，$j\notin I$ である H_j の列には 0 をおいている．H_j 列

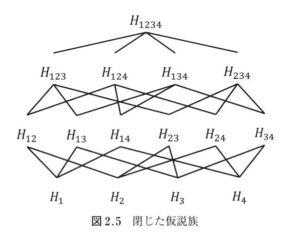

図 2.5 閉じた仮説族

2.4 妥当な検定と検定手順の構成

表 2.4 Bonferroni 検定を用いる閉検定手順の決定行列（Holm 手順）

intersection hypothesis	local p-value	implied hypothesis H_1	H_2	H_3	H_4
H_{1234}	$p_{1234}=\min\left(p_1\div\frac{1}{4},p_2\div\frac{1}{4},p_3\div\frac{1}{4},p_4\div\frac{1}{4}\right)$	p_{1234}	p_{1234}	p_{1234}	p_{1234}
H_{123}	$p_{123}=\min\left(p_1\div\frac{1}{3},p_2\div\frac{1}{3},p_3\div\frac{1}{3}\right)$	p_{123}	p_{123}	p_{123}	0
H_{124}	$p_{124}=\min\left(p_1\div\frac{1}{3},p_2\div\frac{1}{3},p_4\div\frac{1}{3}\right)$	p_{124}	p_{124}	0	p_{124}
H_{12}	$p_{12}=\min\left(p_1\div\frac{1}{2},p_2\div\frac{1}{2}\right)$	p_{12}	p_{12}	0	0
H_{134}	$p_{134}=\min\left(p_1\div\frac{1}{3},p_3\div\frac{1}{3},p_4\div\frac{1}{3}\right)$	p_{134}	0	p_{134}	p_{134}
H_{13}	$p_{13}=\min\left(p_1\div\frac{1}{2},p_3\div\frac{1}{2}\right)$	p_{13}	0	p_{13}	0
H_{14}	$p_{14}=\min\left(p_1\div\frac{1}{2},p_4\div\frac{1}{2}\right)$	p_{14}	0	0	p_{14}
H_1	p_1	p_1	0	0	0
H_{234}	$p_{234}=\min\left(p_2\div\frac{1}{3},p_3\div\frac{1}{3},p_4\div\frac{1}{3}\right)$	0	p_{234}	p_{234}	p_{234}
H_{23}	$p_{23}=\min\left(p_2\div\frac{1}{2},p_3\div\frac{1}{2}\right)$	0	p_{23}	p_{23}	0
H_{24}	$p_{24}=\min\left(p_2\div\frac{1}{2},p_4\div\frac{1}{2}\right)$	0	p_{24}	0	p_{24}
H_2	p_2	0	p_2	0	0
H_{34}	$p_{34}=\min\left(p_3\div\frac{1}{2},p_4\div\frac{1}{2}\right)$	0	0	p_{34}	p_{34}
H_3	p_3	0	0	p_3	0
H_4	p_4	0	0	0	p_4

の最大値が，閉検定手順による H_j の調整 p 値 $\tilde{p}_j$（2.5 節）となる．つまり，$\tilde{p}_j=\max_{I:j\in I}(p_I)$ が調整 p 値である．表 2.4 は Holm 手順と一致する．第 3 章で説明する Hochberg 手順，Hommel 手順，固定順序手順，fallback 手順，ステップダウン Dunnett 検定，第 4 章で説明する gatekeeping 手順などの多く

の検定手順も，積仮説の検定が異なるだけで，閉検定手順から導出可能である．

2.4.5 分割原則

分割原則とは，パラメータ空間を分割して行う検定を利用する検定手順がFWERをα水準以下に制御することを保証する原則である．分割原則に従った検定手順は，

(1) H_jを定義するパラメータに関する空間を互いに素（disjoint）な空間に分割する

(2) 分割した空間内のパラメータで表現される仮説H_j^*を有意水準αで検定する

(3) H_jが含むパラメータ空間に関するH_j^*をすべて棄却すれば，H_jを棄却する

である．パラメータの真値は分割した空間のいずれか1つのみに含まれるので，FWERはα水準以下となる．H_j^*に対する検定は，パラメータ空間の中で最もFWERが大きくなるパラメータ（least favorable configuration）を用いて行えばよい（Finner and Strassburger, 2002）．また，分割原則は同時信頼区間の構成に重要な役割を果たす．

分割原則に基づく検定手順の例として，

$$H_1: \theta_1 \leq 0, \quad K_1: \theta_1 > 0$$
$$H_2: \theta_2 \leq 0, \quad K_2: \theta_2 > 0$$

を想定する．分割の仕方はさまざまであるが，図2.6では，

$$H_1^*: \theta_1 \leq 0 \cap \theta_2 > 0, \quad H_2^*: \theta_1 > 0 \cap \theta_2 \leq 0, \quad H_3^*: \theta_1 \leq 0 \cap \theta_2 \leq 0$$

とH_1とH_2の空間を分割している．$H_1 = H_1^* \cup H_3^*$，$H_2 = H_2^* \cup H_3^*$から，H_1^*とH_3^*を棄却したときH_1を，H_2^*とH_3^*を棄却したときH_2を棄却する．閉検定手順によるH_1，H_2の検定と比較すると，$H_1 \cap H_2 = H_3^*$から$H_1 \cap H_2$の検定は共通しているが，H_1の代わりにH_1^*，H_2の代わりにH_2^*の検定を行っている点が異なる．分割原則に基づく検定手順は，$H_1^* = H_1 \cap K_2$，$H_2^* = K_1 \cap H_2$の検定のように，対立仮説のパラメータ空間も考慮した検定を用いているため，閉検定手順よりも検出力が高くなることがある（Finner and Strassburger,

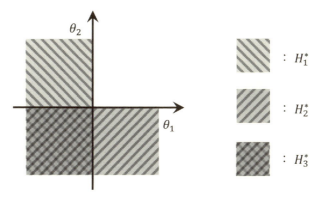

図 2.6 分割原則に基づく検定手順における帰無仮説とパラメータ空間の関係

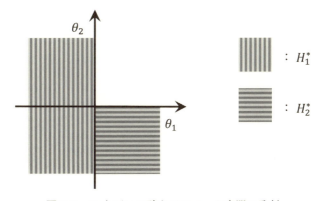

図 2.7 H_1 と互いに疎なパラメータ空間の分割

2002).

図 2.6 以外にも,
$$H_1^*: \theta_1 \leq 0, \quad H_2^*: \theta_1 > 0 \cap \theta_2 \leq 0$$
と分割することもできる (図 2.7). H_2 は H_2^* と H_1^* の一部を含んでいるので, H_1^* と H_2^* を棄却したとき H_2 を棄却するのが, 分割原則に基づく検定手順である.

2.5 調整 p 値と同時信頼区間

1つの帰無仮説の検定結果を p 値と対応する信頼区間で表すのと同様に，調整 p 値や同時信頼区間によって多重比較の検定結果を表現するのが望ましい．調整 p 値とは，「ある検定手順を用いた際に，H_j を棄却できる FWER に対する水準の下限」であり，

$$\tilde{p}_j \equiv \inf\{\alpha \in [0,1] : \text{Reject } H_j \text{ by MTP at nominal level } \alpha\} \quad (2.14)$$

と定義される (Westfall and Young, 1993)．ただし，式 (2.14) の右辺を満たす α が存在しないときは，$\tilde{p}_j = 1$ である．調整 p 値が FWER に対する水準以下かどうかによっても多重性を考慮した帰無仮説の検定を行うことができる．

同時信頼区間は，各区間から定義される空間にパラメータの真値が含まれる確率（正確には被覆確率）が $1-\alpha$ 以上となり，用いた検定手順の検定結果と矛盾しないように構成される．シングルステップ手順では各帰無仮説に対する検定から構成可能である．ステップワイズ手順や閉検定手順ではその構成が難しいため，対応する分割原則に基づく検定手順から求めることが提案されている (Finner and Strassburger, 2002)．

2.6 検定手順の分類

棄却限界値を求めるために検定統計量の同時分布の情報をどれだけ用いているか，検定に順序性があるか，によって検定手順は特徴付けられる（表 2.5）．検定の順序は，すべての検定を同時に行う (single step)，データに基づいて順序を決める (data-driven order)，臨床的な重要度などから仮説の順番を事前に決める (prespecified order)，の3つで分類される．検定統計量の同時分布により求めた棄却限界値を利用するシングルステップ手順は，検定統計量か，評価項目（データ）について何らかの同時分布を仮定するか（パラメトリック），仮定しないか（ノンパラメトリック），で特徴付けられる（表 2.6）．「パラメトリック」，「セミパラメトリック」，「ノンパラメトリック」という用

2.6 検定手順の分類

表 2.5 検定統計量の分布と検定の順序による検定手順の分類

検定統計量の分布	検定の順序		
	single step	data-driven order	prespecified order
周辺分布のみ仮定	Bonferroni	Holm	fixed-sequence fallback
周辺分布および同時分布の一部を仮定	Sidak (Simes)	Hochberg Hommel	
周辺分布と同時分布の全部を仮定	表 2.6 参照	step-down Dunnett step-up Dunnett	parametric fallback

表 2.6 評価項目の分布と検定統計量の分布による検定手順の分類

評価項目の分布	検定統計量の同時分布の仮定	
	あり	なし
パラメトリック	Dunnett Tukey Williams	model-based bootstrap
ノンパラメトリック	Steel Steel-Dwass Shirley-Williams	nonparametric bootstrap permutation

語で検定手順を分類する場合，検定統計量と評価項目のどちらの分布のことを対象にしているかを明示しないことがあるので，注意して検定手順の特徴を捉える必要がある．

Chapter 3

多重比較の方法

　本章では，多重比較手順として，p 値を用いる検定手順と検定統計量の同時分布を用いる方法を説明する．3.2 節では，複数の副次評価項目（secondary endpoints）の解析，標準治療と試験治療 3 用量の比較の 2 つの事例を紹介する．3.3 節では，p 値を用いる検定手順として，Bonferroni 検定に基づく閉検定手順，Bonferroni 手順，Holm 手順，固定順序（fixed sequence）手順，fallback 手順，Simes 検定に基づく閉検定手順，Hommel 手順，Hochberg 手順を説明する．3.4 節では，検定統計量の同時分布を用いる方法として，パラメトリック法（Dunnett 検定，Tukey 検定，Williams 検定），ノンパラメトリック法（Steel 検定，Steel-Dwass 検定，Shirley-Williams 検定），再抽出（resampling）法に基づく方法（ブートストラップ法と並べ替え法に基づく多重比較手順）を説明する．いくつかの方法については，SAS と R の実行プログラムを紹介する．

3.1　多重比較手順の概要

　多重比較手順（2.2 節）は，個々の帰無仮説の検定に対する検定統計量に関して，周辺分布の情報のみを用いるものと同時分布の情報を用いるものに大別される．一般に，検定統計量の周辺分布に関する情報は p 値に要約される．3.3 節で紹介する p 値を用いる検定手順のうち，Bonferroni 検定に基づく検定手順のみが周辺分布の情報のみを用いる方法である．Simes 検定に基づく検定手順も p 値を用いてはいるが，検定統計量の同時分布に関する条件が満たされるときのみ，FWER（familywise error rate；2.3.2 項）が強い意味で制御されるため，周辺分布の情報のみを用いているとはいえない．
　検定統計量の同時分布の情報を用いる方法（とくに多群比較で用いる方法）

は，パラメトリック法とノンパラメトリック法に分類されることがある．3.4 節では，検定統計量を構成する変数が正規分布に従うと仮定する方法を，パラメトリック法とよぶ．一方で，変数が従う確率分布を明示的に仮定しない方法をノンパラメトリック法とよぶ．ただし，群間での確率分布の違いが位置（location）のみであること，検定統計量の同時分布が近似的に多変量正規分布（自由度無限大の多変量 t 分布）に従うことをノンパラメトリック法では仮定している．多群比較で用いられる Dunnett 検定などの検定手順は「検定」として扱われることが多いため，本章でも手順ではなく検定とよぶ．パラメトリック法とノンパラメトリック法に分類される方法以外にも，並べ替え法やブートストラップ法により求めた検定統計量の同時分布を用いる方法がある．

本章で取り上げる多重比較手順は FWER を制御する検定手順である．また，以下の説明では，断りがない限り，m 個の帰無仮説 ($H_j : j=1, \ldots, m$) と対応する対立仮説 ($K_j : j=1, \ldots, m$) について，

$$H_j : \theta_j \leq 0 \quad \text{versus} \quad K_j : \theta_j > 0$$

という片側検定を想定し，$H_j : \theta_j = 0$ (least favorable configuration) のもとでの妥当な検定を行うこととする．ただし，θ_j は平均の差や対数ハザード比などの治療効果である．

3.2 臨床試験における検定の多重性

3.2.1 副次評価項目の解析

医薬品の承認申請において，治療効果に関する付加的な情報をラベルに反映する（labeling）ために，複数の副次評価項目の解析で生じる検定の多重性を調整することがある（FDA, 2017）．例えば，がん臨床試験において，無増悪生存期間（progression free survival）を主要評価項目（primary endpoint），2 カ月時点での奏効（response；S_1），全生存期間（overall survival；S_2），QOL（quality of life；S_3）の 3 つを副次評価項目と設定したとする．これらの副次評価項目は，早期の腫瘍縮小，臨床的に最も重要なイベントである死亡，患者評価による健康状態，に対する治療効果を評価するためのものであり，それぞ

れが異なる特徴を表している．そのため，検定の多重性を調整した副次評価項目の解析結果を医薬品の承認申請に用いることが考えられる．

上述の試験において，主要評価項目の解析は有意であり，S_1-S_3 に対する p 値 p_1-p_3 が，

$$p_1=0.005,\quad p_2=0.045,\quad p_3=0.015$$

であったとする．このような場合，p 値を用いる検定手順により副次評価項目に関する検定の多重性を調整することが可能である（3.3 節）．

3.2.2 多群比較

降圧薬の治療効果を評価するために，標準治療（C：対照群）と試験治療 3 用量（A_1：2.5 mg，A_2：5 mg，A_3：10 mg）を比較する試験を考える．各群 10 人ずつに投薬した結果，投与後の収縮期血圧（mmHg）は表 3.1 のようになった．各群の収縮期血圧の平均は，C：137.5 mmHg，A_1：128.5 mmHg，A_2：131.4 mmHg，A_3：121.9 mmHg である．降圧薬は収縮期血圧を下げるために使用するので，収縮期血圧の平均が小さいほうが良好な治療であることを意味する．

この試験において，治療効果を検証するために対比較（2 群比較）を繰り返すと検定の多重性の問題が生じる．多群比較において生じる検定の多重性は，検定統計量の同時分布を用いる方法での調整が可能である（3.4 節）．

表 3.1　投薬後の収縮期血圧

治療	収縮期血圧（mmHg）				
C	153.0,	134.2,	139.0,	124.2,	157.4,
	128.8,	140.1,	134.1,	129.1,	135.3
A_1	124.6,	129.5,	138.9,	124.0,	124.6,
	124.0,	135.4,	129.0,	118.5,	136.3
A_2	140.1,	141.3,	122.8,	143.1,	116.4,
	117.5,	136.5,	130.9,	126.2,	139.2
A_3	115.7,	115.6,	118.6,	121.2,	131.7,
	109.8,	133.8,	118.6,	132.9,	120.6

3.3 p値を用いる検定手順

帰無仮説 H_j ($j=1,\ldots,m$) に対する検定統計量 T_j の周辺分布と実現値 t_j から,

$$p_j = \Pr[T_j \geq t_j | H_j]$$

と計算されるp値 p_j を用いて,FWER を望ましい水準(α 水準)以下に制御するように H_j を検定することが可能である.本節で説明する p_j を用いる検定手順は,積仮説の検定に Bonferroni 検定や Simes 検定を用いる閉検定手順(2.4.4 項)と対応しているため,強い意味で FWER を α 水準以下に制御する.より具体的には,ある積仮説の検定にその他の積仮説の検定結果を利用する(ショートカットする)閉検定手順(ショートカット手順)と関連している.そこで,Bonferroni 検定に基づく閉検定手順とショートカット手順の関係をはじめに説明する.各検定手順と閉検定手順の関係については,H_1, H_2, H_3 の3つの帰無仮説を検定する例を用いて概観する.

本節で説明する検定手順の調整 p 値は閉検定手順に基づく計算が可能である.一方で,分割原則に基づく同時信頼区間は,Bonferroni 検定に基づく閉検定手順に関連した検定手順でのみ明示的に計算できる.ここで,θ_j を興味のあるパラメータ,δ_j を事前に決める閾値(臨床試験における非劣性マージンなど)とすると,その同時信頼区間は,

$$H_j : \theta_j \leq \delta_j, \quad j \in M = \{1,\ldots,m\}$$

とする m 個の帰無仮説に対する片側検定と対応するように構成される.そのため,各節では片側(下側)信頼区間の求め方を示す.また,z 検定(θ_j に対する Wald 検定)から計算される p_j を H_j の検定に利用する場合の同時信頼区間も説明する.

3.3.1 Bonferroni 検定に基づく閉検定手順

重み付き Bonferroni 検定による積仮説 $H_I (= \bigcap_{j \in I} H_j)$ の検定方式は,
「いずれかの $j \in I$ に関して $p_j / w_j(I) \leq \alpha$ を満たすとき H_I を棄却する」

と表すことができる．$I\,(\subseteq M)$ は帰無仮説に関するインデックスの集合，p_j は H_j に対するp値，$w_j(I)$ は H_I の検定における H_j に対する重みであり，$0\leq w_j(I) \leq 1$ かつ $\sum_{j\in I} w_j(I)=1$ を満たす．検定方式を「いずれかの $j\in I$ に関して $p_j \leq \alpha\times w_j(I)$ を満たすとき H_I を棄却する」とするとき，H_I の検定における H_j に対する局所有意水準（local significance level）は $\alpha\times w_j(I)$ である．

$w_j(I)$ が単調性条件（monotonicity condition）を満たすとき，積仮説の検定のいくつかはショートカットできる（Hommel et al., 2007）．単調性条件とは，$I'\subseteq I\subseteq M$ かつ $j\in I'$ であるすべての I', I において，H_j に対する重みが，

$$w_j(I)\leq w_j(I')$$

であることをいう．単調性条件により，

$$\frac{p_j}{w_j(I')}\leq \frac{p_j}{w_j(I)}\leq \alpha$$

となるので，$p_j/w_j(I)\leq\alpha$ であれば H_I と $H_{I'}$ が棄却される．つまり，H_I の棄却が $H_{I'}$ の棄却を導くので，「$H_{I'}$ の検定をショートカットできる」といえる．

$H_M\,(=\bigcap_{j\in M} H_j)$ に対する検定において，$p_j/w_j(M)\leq\alpha$ であれば，

(1) H_M の棄却
(2) $j\in I\subseteq M$ であるすべての H_I の棄却
(3) 閉検定手順による H_j の棄却

の3つが単調性条件から導かれる．$p_j/w_j(M)\leq\alpha$ により H_j が棄却されたとき，$M'=M\setminus\{j\}(=M-\{j\})$ かつ $j'\in M'$ である $H_{j'}$ を閉検定手順により棄却するには，$p_{j'}/w_{j'}(M')\leq\alpha$ が満たされればよい．なぜなら，$\{j',j\}\subseteq I\subseteq M$ である H_I はすでに棄却されており，$j'\in I\subseteq M'$ である H_I は単調性条件によりすべて棄却されるからである．その他の帰無仮説も，積仮説の検定と関連して棄却の判断を行うことができる．

例えば，単調性条件を満たすBonferroni検定に基づく閉検定手順により H_1，H_2，H_3 を検定することを考える．$H_{123}=H_1\cap H_2\cap H_3$，$H_{jj'}=H_j\cap H_{j'}\,(1\leq j\neq j'\leq 3)$ とすると，閉じた仮説族は $\{H_{123}, H_{12}, H_{13}, H_{23}, H_1, H_2, H_3\}$ となる．仮に，$p_1/w_1(M)\leq\alpha$ により H_{123} が棄却されたとすると，単調性条件から H_{123}，H_{12}，H_{13}，H_1 が棄却されるので，閉じた仮説族で棄却が導かれていない仮説の集合

3.3 p値を用いる検定手順

は $\{H_{23}, H_2, H_3\}$ となる．つまり，$p_1/w_1(M) \leq \alpha$ により H_1 の棄却が導かれた場合，H_2 や H_3 の検定に対して H_{23} の検定（$M'=\{1,2,3\}-\{1\}=\{2,3\}$）を考えればいいことになる．

以上を踏まえると，単調性条件を満たす Bonferroni 検定に基づく閉検定手順は，

ステップ1． $R=\phi$ とする．
ステップ2． $I=M\setminus R$ とする．
ステップ3． $j=\text{augmin}_{l\in I}\, p_l/w_l(I)$ とする．
ステップ4． $p_j/w_j(I) \leq \alpha$ ならば，H_j を棄却し，j を R に含める．
　　　　　　　そうでなければ，手順を終了する．
ステップ5． $R \neq M$ のとき，ステップ 2～4 を繰り返す．
　　　　　　　$R = M$ のとき，手順を終了する．

というショートカット手順となる．Holm 手順，固定順序手順はショートカット手順である．Bonferroni 手順，fallback 手順はショートカット手順ではないが，ある積仮説の検定における有意水準を調整したショートカット手順として捉えることもできる．そのため，これらの検定手順はグラフィカルな表現が可能である（4.3 節）．

Bonferroni 検定に基づく閉検定手順の同時信頼区間は，すべてのパラメータの真値を被覆する確率が少なくとも $1-\alpha$ となるように，θ_j に対する信頼区間 $[\tilde{L}_j, \infty]$ を $\theta_1, \ldots, \theta_m$ に関して同時に構成する．$L_j(\bar{\alpha})$ を信頼水準 $1-\bar{\alpha}$ の θ_j に対する（周辺）下側信頼限界，R を棄却された帰無仮説に関するインデックスの集合とすると，片側（下側）信頼限界は，

$$\tilde{L}_j = \begin{cases} \delta_j & \text{if } j \in R \text{ and } R \neq M \\ L_j(\bar{\alpha}_j) & \text{if } j \notin R \\ \max\{\delta_j, L_j(\bar{\alpha}_j)\} & \text{if } R = M \end{cases}$$

と計算される．ただし，H_I の検定における H_j に対する局所有意水準を $\alpha_j(I) = \alpha \times w_j(I)$ とすると，$R \neq M$ のときは $\bar{\alpha}_j = \alpha_j(M\setminus R)$ で，$R = M$ のときは $\bar{\alpha}_j$ を任意に決めることができる（Strassburger and Bretz, 2008）．

3.3.2　Bonferroni 手順

Bonferroni 手順はシングルステップ手順であり，

「$p_j \leq \alpha/m$ を満たすとき H_j を棄却する」

という検定方式ですべての帰無仮説を同時（個別）に検定する手順である．
3.2.1 項の例において，$\alpha = 0.025$ として Bonferroni 手順を適用すると，

$$p_1 = 0.005 \leq 0.025/3$$
$$p_2 = 0.045 > 0.025/3$$
$$p_3 = 0.015 > 0.025/3$$

となるので，S_1 に関する帰無仮説のみが棄却される．

3 つの帰無仮説を検定する際の Bonferroni 手順は，表 3.2 に示す局所有意水準を採用する Bonferroni 検定に基づく閉検定手順と対応している．表 3.2 は，「対応する列の帰無仮説の p 値がセルの局所有意水準以下であれば，対応する行の積仮説を棄却する」ことを表している．H_{13} 行 H_3 列の $\alpha/3$ であれば，「$p_3 \leq \alpha/3$ であれば H_{13} を棄却する」ということになる．単調性条件より，積仮説の検定をショートカットすれば Bonferroni 手順となることは明らかである．

表 3.2 の H_{12} の検定では，有意水準を $2\alpha/3$ としているため，第 1 種の過誤確率の上界は，

$$\Pr[\text{Reject } H_{12}] = \Pr\left[\left(p_1 \leq \frac{\alpha}{3}\right) \cup \left(p_2 \leq \frac{\alpha}{3}\right)\right]$$
$$\leq \Pr\left[p_1 \leq \frac{\alpha}{3}\right] + \Pr\left[p_2 \leq \frac{\alpha}{3}\right]$$

表 3.2　Bonferroni 手順に対応する Bonferroni 検定の局所有意水準

積仮説	局所有意水準		
	H_1	H_2	H_3
H_{123}	$\alpha/3$	$\alpha/3$	$\alpha/3$
H_{12}	$\alpha/3$	$\alpha/3$	
H_{13}	$\alpha/3$		$\alpha/3$
H_1	$\alpha/3$		
H_{23}		$\alpha/3$	$\alpha/3$
H_2		$\alpha/3$	
H_3			$\alpha/3$

$$\leq \frac{\alpha}{3} + \frac{\alpha}{3} = \frac{2\alpha}{3}$$

となる．閉検定手順における積仮説の検定は第1種の過誤確率を最大 α まで許容するので，H_{12} の検定は保守的であるといえる．表3.2では，H_{123} 以外のすべての積仮説の検定に関して同様のことがいえる．つまり，H_M（global null hypothesis，包括帰無仮説）以外のすべての積仮説に対する Bonferroni 検定で Bonferroni 手順より大きな有意水準を用いる，より検出力の高い検定手順が存在するということである．

閉検定手順に基づく H_j の調整 p 値は $\tilde{p}_j = \min(1, m p_j)$ であり，z 検定による p 値を用いる場合の θ_j の同時下側信頼限界は，

$$\tilde{L}_j = \hat{\theta}_j - z_{\alpha/m} \times s_j$$

となる．z_x は標準正規分布における上側 $x \times 100\%$ 点で，s_j は $\hat{\theta}_j$ の標準誤差である．Bonferroni 手順では，$H_j : \theta_j = \delta_j$ の検定に対応する両側同時信頼区間も定義することが可能で，

$$(\hat{\theta}_j - z_{\alpha/2m} \times s_j, \hat{\theta}_j + z_{\alpha/2m} \times s_j)$$

と計算できる．ただし，ここでの α は両側有意水準を意味する．

3.3.3 Holm 手順

Holm 手順（Holm, 1979）はステップダウン手順であり，$p_1, \ldots, p_m$ のうち，最も小さい p 値に対応する帰無仮説から順に検定を行う．j 番目に小さい p 値を $p_{(j)}$，$p_{(j)}$ に対応する帰無仮説を $H_{(j)}$ とすると，検定手順は次のようになる．

ステップ1． $p_{(1)} \leq \alpha/m$ であれば，$H_{(1)}$ を棄却し，次のステップへ進む．
そうでなければ，$H_{(1)}, \ldots, H_{(m)}$ を保留し，手順を終了する．

ステップ2． $p_{(2)} \leq \alpha/(m-1)$ であれば，$H_{(2)}$ を棄却し，次のステップへ進む．
そうでなければ，$H_{(2)}, \ldots, H_{(m)}$ を保留し，手順を終了する．

ステップ $j=3, \ldots, m-1$．
$p_{(j)} \leq \alpha/(m-j+1)$ であれば，$H_{(j)}$ を棄却し，次のステップへ進む．
そうでなければ，$H_{(j)}, \ldots, H_{(m)}$ を保留し，手順を終了する．

ステップ m． $p_{(m)} \leq \alpha$ であれば，$H_{(m)}$ を棄却する．

そうでなければ，$H_{(m)}$ を保留する．

3.2.1 項の例における $p_{(j)}$ は，$p_{(1)}=p_1=0.005$，$p_{(2)}=p_3=0.015$，$p_{(3)}=p_2=0.045$ となる．$\alpha=0.025$ とした Holm 手順を適用すると，S_1 に関する帰無仮説（$H_{(1)}$）を $p_{(1)}=0.005\leq 0.025/3$ により棄却し，次のステップに進むことができる．ステップ 2 では $p_{(2)}=0.015>0.025/2$ となるため，S_3 に関する帰無仮説（$H_{(2)}$）は棄却できず，手順を終了することになる．そのため，S_2 に関する帰無仮説（$H_{(3)}$）は検定しない．

Holm 手順は $H_{(2)}$ 以降の調整有意水準が α/m より大きいため，すべての帰無仮説を α/m で検定する Bonferroni 手順より検出力は大きくなる．調整有意水準の違いは棄却域の違いとして視覚的に捉えることができる．図 3.1 は，H_1，H_2 の 2 つの帰無仮説を検定する場合の，Bonferroni 手順と Holm 手順における H_1 の棄却域を図示したものである．Holm 手順における棄却域のほうが Bonferroni 手順における棄却域よりも黒色の領域だけ広いことがわかる．H_2 の棄却域に関しても同様のことがいえる．

検出力の違いは対応する閉検定手順の比較からも理解できる．3 つの帰無仮説を検定する際の Holm 手順は，表 3.3 に示す局所有意水準を採用する Bonferroni 検定に基づく閉検定手順と対応する．すべての H_I を有意水準 α で検定しているため，第 1 種の過誤確率の上界は，

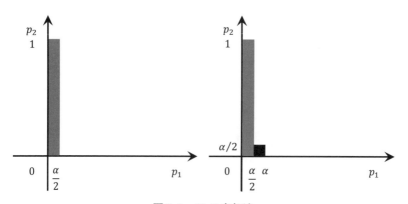

図 3.1　H_1 の棄却域
左：Bonferroni 手順，右：Holm 手順．

表 3.3 Holm 手順に対応する Bonferroni 検定の局所有意水準

積仮説	局所有意水準		
	H_1	H_2	H_3
H_{123}	$\alpha/3$	$\alpha/3$	$\alpha/3$
H_{12}	$\alpha/2$	$\alpha/2$	
H_{13}	$\alpha/2$		$\alpha/2$
H_1	α		
H_{23}		$\alpha/2$	$\alpha/2$
H_2		α	
H_3			α

$$\sup(\Pr[\text{Reject } H_I]) = \alpha$$

となる.そのため,Bonferroni 検定に基づく閉検定手順の中で,Holm 手順の検出力は局所的に最も高い.

閉検定手順に基づく $H_{(j)}$ の調整 p 値は,

$$\tilde{p}_{(j)} = \begin{cases} \min(1, mp_{(j)}) & \text{if } j=1 \\ \max\left(\tilde{p}_{(j-1)}, (m-j+1)p_{(j)}\right) & \text{if } j=2,\ldots,m \end{cases}$$

となる.z 検定による p 値を用いる場合の θ_j の同時下側信頼限界は,

$$\tilde{L}_j = \begin{cases} 0 & \text{if } j \in R \text{ and } R \neq M \\ \hat{\theta}_j - z_{\alpha/(m-r)} \times s_j & \text{if } j \notin R \\ \max\left\{0, \hat{\theta}_j - z_{\alpha/m} \times s_j\right\} & \text{if } R = M \end{cases}$$

となる.R は棄却された帰無仮説に関するインデックスの集合で,r は R に含まれるインデックスの数である.

Holm 手順の拡張として,調整有意水準を変更する重み付き Holm 手順 (Holm, 1979;Benjamini and Hochberg, 1997) が提案されている.重み付き Holm 手順は,帰無仮説ごとで異なる重みを用いる Bonferroni 検定に基づく閉検定手順と対応する.積仮説の restricted combination (2.4.4 項) を考慮する Shaffer 手順 (Shaffer, 1986) は,Holm 手順を拡張した検定手順である.

3.3.4 固定順序手順

固定順序（fixed sequence）手順（Maurer *et al.*, 1995；Westfall and Krishen, 2001）は，「帰無仮説の検定の順番を $H_1, \ldots, H_m$ と事前に決め，H_j を有意水準 α で棄却できれば H_{j+1} の検定に進む」という検定手順である．検定の順番は，（臨床的な知識などに基づく）検定の重要度から決められる．検定手順をまとめると，

ステップ $j=1, \ldots m.$
        $p_1, \ldots, p_j \leq \alpha$ であれば，H_j を棄却し，次のステップへ進む．
        そうでなければ，$H_j, \ldots, H_m$ を保留し，手順を終了する．

となる．

3.2.1 項の例において，各評価項目の臨床的な重要度が S_2, S_1, S_3 の順であるとする．そのとき，$\alpha=0.025$ とした固定順序手順を適用すると，$p_2=0.045>0.025$ であるから，S_2 に関する帰無仮説（H_1）を棄却せずに手順を終了する．一方で，重要度が S_1, S_3, S_2 の順である場合，$p_1=0.005\leq0.025$ となり，S_1 に関する帰無仮説（H_1）を棄却して，次のステップに進むことができる．ステップ 2 では，$p_3=0.015\leq0.025$ となるので，S_3 に関する帰無仮説（H_2）を棄却して，次のステップに進む．ステップ 3 では，$p_2=0.045>0.025$ となるので，S_2 に関する帰無仮説（H_3）を棄却せずに手順を終了する．2 つの適用例のように，検定の順番が異なる結果を与えるが，検定で有意になりやすいかどうかだけで順番を決めることはなく，研究の意義に基づいて順番を決める必要がある．

固定順序手順は，前のステップまでの帰無仮説の棄却を条件付けているため，FWER を強い意味で制御する検定手順である．簡単な証明を以下に与える．

証明 H_1 が正しい場合,

$$\mathrm{FWER}=\mathrm{Pr}(\mathrm{reject}\ H_1)\leq\alpha$$

となる．なぜなら，正しい帰無仮説を 1 つでも棄却する確率が FWER だからである．つまり，$H_2, \ldots, H_m$ の正誤は FWER に影響しない．また，H_1 が誤っていて H_2 が正しい場合,

3.3 p値を用いる検定手順

表 3.4 固定順序手順に対応する Bonferroni 検定の局所有意水準

積仮説	局所有意水準		
	H_1	H_2	H_3
H_{123}	α	0	0
H_{12}	α	0	
H_{13}	α		0
H_1	α		
H_{23}		α	0
H_2		α	
H_3			α

$$\text{FWER} = \Pr(\text{reject } H_2 | \text{reject } H_1) \leq \Pr(\text{reject } H_2) \leq \alpha$$

となる.H_3 以降は繰り返しであるため省略するが,FWER の上界は「最初に検定される正しい帰無仮説を棄却する確率」となる.すべての帰無仮説を有意水準 α で検定しているので,FWER を強い意味で α 水準以下に制御することが証明される.

3 つの帰無仮説を検定する際の固定順序手順は,表 3.4 のような局所有意水準を採用する Bonferroni 検定に基づく閉検定手順と対応する.つまり,積仮説を定義する帰無仮説の中で最も検定の順番が早い帰無仮説の局所有意水準を α,それ以外を 0 とした Bonferroni 検定を用いる閉検定手順が,固定順序手順となる.Holm 手順と同様,すべての H_I を有意水準 α で検定しているので,Bonferroni 検定に基づく閉検定手順の中で局所的な検出力が最も高い.

閉検定手順に基づく H_j の調整 p 値は,

$$\tilde{p}_j = \max(p_1, \ldots, p_j), \quad j = 1, \ldots, m$$

である.z 検定による p 値を用いる場合の θ_j の同時下側信頼限界は,

$$\tilde{L}_j = \begin{cases} 0 & \text{if} \quad j \in R \text{ and } R \neq M \\ \hat{\theta}_j - z_\alpha \times s_j & \text{if} \quad j \notin R \\ \min_{j \in M}\{\hat{\theta}_j - z_\alpha \times s_j\} & \text{if} \quad R = M \end{cases}$$

となる.

3.3.5 fallback 手順

fallback 手順（Weins, 2003；Weins and Dmitrienko, 2005）は Holm 手順と固定順序手順の中間の特徴をもつ検定手順である．帰無仮説の検定の順番を $H_1, \ldots, H_m$ と事前に決め，$0 \leq \omega_j \leq 1$ かつ $\sum_{j=1}^{m} \omega_j = 1$ を満たす H_j に対する重みを ω_j とすると，検定手順は次のようになる．

ステップ 1. $\alpha_1 = \alpha \times \omega_1$ とする．

$p_1 \leq \alpha_1$ であれば H_1 を棄却し，そうでなければ H_1 を保留する．
次のステップへ進む．

ステップ 2. H_1 が棄却されていれば $\alpha_2 = \alpha_1 + \alpha \times \omega_2$ とし，

H_1 が保留されていれば $\alpha_2 = \alpha \times \omega_2$ とする．

$p_2 \leq \alpha_2$ であれば H_2 を棄却し，そうでなければ H_2 を保留する．
次のステップへ進む．

ステップ $j = 3, \ldots, m-1$.

H_{j-1} が棄却されていれば $\alpha_j = \alpha_{j-1} + \alpha \times \omega_j$ とし，

H_{j-1} が保留されていれば $\alpha_j = \alpha \times \omega_j$ とする．

$p_j \leq \alpha_j$ であれば H_j を棄却し，そうでなければ H_j を保留する．
次のステップへ進む．

ステップ m. H_{m-1} が棄却されていれば $\alpha_m = \alpha_{m-1} + \alpha \times \omega_m$ とし，

H_{m-1} が保留されていれば $\alpha_m = \alpha \times \omega_m$ とする．

$p_m \leq \alpha_m$ であれば H_m を棄却し，そうでなければ H_m を保留する．

3.2.1 項の例において，固定順序手順の適用例と同様に，各評価項目の臨床的な重要度が S_2, S_1, S_3 の順であるとする．その場合に，$\alpha = 0.025$，$\omega_1 = \omega_2 = \omega_3 = 1/3$ とした fallback 手順を適用する．ステップ 1 では，$p_2 = 0.045 > 0.025/3$ であるから，S_2 に関する帰無仮説（H_1）を棄却せず，次のステップに進む．H_1 が棄却されなかったので，$\alpha_2 = \alpha/3$ と，α_1 による更新はしない α_2 をステップ 2 で用いる．また，$p_1 = 0.005 \leq 0.025/3$ であるから，S_1 に関する帰無仮説（H_2）を棄却し，次のステップに進む．H_2 が棄却されたので，ステップ 3 では，$\alpha_3 = \alpha/3 + \alpha \times 1/3 = 2\alpha/3$ とする．$p_3 = 0.015 \leq 0.025 \times 2/3$ であるから，S_3 に関する帰無仮説（H_3）を棄却して，すべての手順を終了する．

3つの帰無仮説を検定する際の $\omega_1=\omega_2=\omega_3=1/3$ を用いる fallback 手順は，表3.5のような局所有意水準を採用する Bonferroni 検定に基づく閉検定手順と対応する．H_1, H_2, H_3 の順番で検定することと H_j の検定結果を考慮して，単調性条件のもとで積仮説の検定をショートカットすれば fallback 手順となる．表3.2と比較すると，表3.5における局所有意水準のほうが大きいため，Bonferroni 手順より一様に検出力が高いことがわかる．また，H_{12} などのいくつかの積仮説の検定は保守的（有意水準が α 未満）であるため，fallback 手順より検出力の高い検定手順を構成できることが示唆される．局所有意水準の割り当ての問題を含め，Weins and Dmitrienko（2005）は fallback 手順の拡張を議論している．

fallback 手順の特徴の一つに，H_j が棄却されなくとも次のステップに進めるという点がある．この点は，Holm 手順と同様，閉検定手順における Bonferroni 検定の局所有意水準がすべて0より大きいことに由来する（表3.5）．一方で，固定順序手順と同様，事前に決めた帰無仮説の順に検定が行われ，前のステップまでの検定が有意かどうかに依存して調整有意水準が更新される．つまり，すべての帰無仮説が検定できるように検定の重要度を考慮しているという点で，Holm 手順と固定順序手順の中間的特徴をもつことになる．

閉検定手順に基づく調整 p 値は明示的に示すことができないので，決定行列により計算する必要がある（2.4.4項）．$\omega_1=\cdots=\omega_m=1/m$ とする fallback 手順の同時信頼区間を定義するために，局所有意水準 $\alpha_j(I)$ を，

表3.5 fallback 手順に対応する Bonferroni 検定の局所有意水準

積仮説	局所有意水準		
	H_1	H_2	H_3
H_{123}	$\alpha/3$	$\alpha/3$	$\alpha/3$
H_{12}	$\alpha/3$	$\alpha/3$	
H_{13}	$\alpha/3$		$2\alpha/3$
H_1	$\alpha/3$		
H_{23}		$2\alpha/3$	$\alpha/3$
H_2		$2\alpha/3$	
H_3			α

$$\alpha_j(I) = \begin{cases} 0 & \text{if} \quad j \notin I \\ \dfrac{\alpha\{j - l_j(I)\}}{m} & \text{if} \quad j \in I \end{cases}$$

とする．ただし，$l_j(I) = \max(l : l \in I, l < j)$ で，$j = \min(l : l \in I)$ のときは $l_j(I) = 0$ である．また，H_I の検定で使いきらなかった局所有意水準を，

$$\alpha_j^*(I) = \frac{1}{m - |I|} \left\{ \alpha - \sum_{l \in I} \alpha_l(I) \right\}$$

と H_j に割り当てる．$|I|$ は I に含まれるインデックスの数である．このとき，z 検定による p 値を用いる場合の θ_j の同時下側信頼限界は，

$$\tilde{L}_j = \begin{cases} \min_{I \subseteq A} \max\left(0, \hat{\theta}_j - z_{\alpha_j^*(I)} \times s_j \right) & \text{if} \quad j \in R \quad \text{and} \quad R \neq M \\ \hat{\theta}_j - z_{\alpha_j(A)} \times s_j & \text{if} \quad j \in A \\ \max\left(0, \hat{\theta}_j - z_{\alpha/m} \times s_j \right) & \text{if} \quad R = M \end{cases}$$

となる．A は保留された帰無仮説に関するインデックスの集合，R は棄却された帰無仮説に関するインデックスの集合である．

3.3.6　Simes 検定に基づく閉検定手順

Simes 検定による H_I の検定方式は，
「少なくとも 1 つの l について $p_{(l)} \leq \alpha \times l/|I|$ を満たすとき H_I を棄却する」
である．ただし，$1 \leq l \leq |I|$ で，$p_{(l)}$ は $j \in I$ である p_j に関する順序付き p 値（$\{p_j : j \in I\}$ の中で l 番目に小さい p 値）である．$H_{(l)}$ を $p_{(l)}$ に対応する帰無仮説とすると，$\alpha \times l/|I|$ が H_I の検定における $H_{(l)}$ に対する局所有意水準といえる．Simes 検定に基づく閉検定手順は，Bonferroni 検定に基づく閉検定手順とは異なり，コンソナンスがある検定手順にはなっていない．そのため，積仮説のショートカットから単純な検定手順を導くことは難しい．

Hommel 手順（Hommel, 1988）は，Simes 検定に基づく閉検定手順における積仮説の検定をショートカットするために，

$$l = \max \left(j \in M : p_{(m-j+k)} > \frac{k\alpha}{j} \quad \text{for} \quad k = 1, \ldots, j \right)$$

を利用する．検定は，「l が存在しない場合は $H_1, \ldots, H_m$ を棄却し，l が存在す

る場合は $p_j \leq \alpha/l$ を満たす H_j を棄却する」という手順で行う．3.2.1 項の例を用いて，$\alpha=0.025$ とする Hommel 手順による検定を説明する．$p_1=0.005$, $p_2=0.045$, $p_3=0.015$ であるので，$p_{(1)}=0.005$, $p_{(2)}=0.015$, $p_{(3)}=0.045$ である．l を求めるための条件を計算すると，

$j=1$ のとき，$p_{(3)}=0.045 > 1 \times 0.025/1 = 0.025$

$j=2$ のとき，$p_{(3)}=0.045 > 2 \times 0.025/2 = 0.025$,
$\qquad\qquad p_{(2)}=0.015 > 1 \times 0.025/2 = 0.0125$

$j=3$ のとき，$p_{(3)}=0.045 > 3 \times 0.025/3 = 0.025$,
$\qquad\qquad p_{(2)}=0.015 < 2 \times 0.025/3 = 0.0167$,
$\qquad\qquad p_{(1)}=0.005 < 1 \times 0.025/3 = 0.0083$

となるので，$l=\max(1,2)=2$ である．$p_j \leq 0.025/2=0.0125$ を満たす p 値は p_1 であるので，S_1 に関する帰無仮説のみが棄却される．

3 つの帰無仮説を検定する際の Hommel 手順は，表 3.6 のような局所有意水準を採用する Simes 検定に基づく閉検定手順と対応する．表 3.6 は $p_1 < p_2 < p_3$ を仮定した表現になっているが，一般性は失われない．Bonferroni 検定に基づく閉検定手順と同様，表は「対応する列の帰無仮説の p 値がセルの局所有意水準以下であれば，対応する行の積仮説を棄却する」ことを表している．Bonferroni 検定と Simes 検定の違いからも明らかであるが，すべての帰無仮説に対して等しい局所有意水準を用いる表 3.2 や表 3.3 に比べて，表 3.6 の局所有意水準のほうが大きい．そのため，Hommel 手順は Bonferroni

表 3.6 Hommel 手順に対応する Simes 検定の局所有意水準

積仮説	局所有意水準		
	H_1	H_2	H_3
H_{123}	$\alpha/3$	$2\alpha/3$	$3\alpha/3(=\alpha)$
H_{12}	$\alpha/2$	$2\alpha/2(=\alpha)$	
H_{13}	$\alpha/2$		$2\alpha/2(=\alpha)$
H_1	α		
H_{23}		$\alpha/2$	$2\alpha/2(=\alpha)$
H_2		α	
H_3			α

手順や Holm 手順よりも高い検出力を与える.

閉検定手順に基づく調整 p 値は明示的に示すことはできないので，決定行列により計算する．

3.3.7 Hochberg 手順

Hochberg 手順（Hochberg，1988）は Simes 検定に基づく閉検定手順と対応しており，Hommel 手順よりも検定手順が単純明快である．p 値が最も大きい帰無仮説から順に検定を行うステップアップ手順で，検定手順は次のようになる．

ステップ 1. $p_{(m)} > \alpha$ であれば，$H_{(m)}$ を保留し，次のステップへ進む．

そうでなければ，$H_{(1)}, \ldots , H_{(m)}$ を棄却し，手順を終了する．

ステップ 2. $p_{(m-1)} > \alpha/2$ のとき $H_{(m-1)}$ を保留し，次のステップへ進む．

そうでなければ，$H_{(1)}, \ldots , H_{(m-1)}$ を棄却し，手順を終了する．

ステップ $j=3, \ldots , m-1$.

$p_{(m-j+1)} > \alpha/j$ のとき $H_{(m-j+1)}$ を保留し，次のステップへ進む．

そうでなければ，$H_{(1)}, \ldots , H_{(m-j+1)}$ を棄却し，手順を終了する．

ステップ m. $p_{(1)} > \alpha$ のとき $H_{(1)}$ を保留する．

そうでなければ，$H_{(1)}$ を棄却する．

各ステップで用いる $H_{(j)}$ に対する調整有意水準は Holm 手順と同じだが，検定の順番と帰無仮説の棄却の判断が異なる．

3.2.1 項の例に $\alpha = 0.025$ とした Hochberg 手順を適用する．ステップ 1 では，$p_{(3)} = 0.045 > 0.025$ であるから，S_2 に関する帰無仮説（$H_{(3)}$）を保留し，次のステップに進む．ステップ 2 では，$p_{(2)} = 0.015 > 0.025/2$ であるから，S_3 に関する帰無仮説（$H_{(2)}$）を保留し，次のステップに進む．ステップ 3 では，$p_{(1)} = 0.005 \leq 0.025/3$ であるから，S_1 に関する帰無仮説（$H_{(1)}$）を棄却して手順を終了する．

3 つの帰無仮説を検定する際の Hochberg 手順は，表 3.7 のような局所有意水準を採用する閉検定手順と対応する．表 3.6 と同様，表 3.7 では $p_1 < p_2 < p_3$ を仮定しているが，一般性は失われない．$1 \leq l \leq |I|$ において $1/(|I|-l+1)$

3.3 p値を用いる検定手順

表 3.7 Hochberg 手順に対応する Simes 検定の局所有意水準

積仮説	局所有意水準		
	H_1	H_2	H_3
H_{123}	$\alpha/3$	$\alpha/2$	α
H_{12}	$\alpha/2$	α	
H_{13}	$\alpha/2$		α
H_1	α		
H_{23}		$\alpha/2$	α
H_2		α	
H_3			α

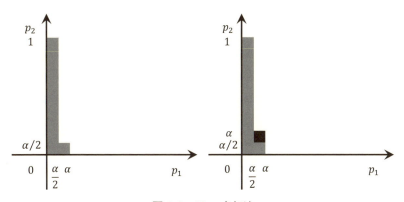

図 3.2 H_1 の棄却域
左：Holm 手順．右：Hochberg 手順．

$\leq l/|I|$ であることから，表 3.6 のような通常用いる Simes 検定の局所有意水準を保守的な値に変更している．そのため，Hochberg 手順のほうが Hommel 手順よりも検出力は低い．一方で，表 3.2 の Holm 手順の局所有意水準よりも大きな値であるため，Hochberg 手順のほうが Holm 手順よりも検出力は高い．Hochberg 手順と Holm 手順の違いは，棄却域の違いとして視覚的に捉えることができる．図 3.2 は，H_1, H_2 の 2 つの帰無仮説を検定する場合の，Holm 手順と Hochberg 手順における H_1 の棄却域を図示したものである．Hochberg 手順における棄却域のほうが Holm 手順における棄却域よりも黒色の領域だけ広いことがわかる．H_2 の棄却域に関しても同様のことがいえる．

閉検定手順に基づく $H_{(j)}$ の調整 p 値は，

$$\tilde{p}_{(j)} = \begin{cases} p_{(j)} & \text{if } j = m \\ \min\left(\tilde{p}_{(j+1)}, (m-j+1)p_{(j)}\right) & \text{if } j = m-1, \ldots, 1 \end{cases}$$

となる．

3.3.8 プログラム

Bonferroni 手順，Holm 手順，Hochberg 手順，Hommel 手順は，SAS と R で実行できる．SAS では，p 値に関する情報をもつデータセットを用いる PROC MULTTEST により調整 p 値を求めることができる．以下は 3.2.1 項の例に対する SAS プログラムである．

◆ PROC MULTTEST による Bonferroni, Holm, Hochberg, Hommel 手順

```
data data;
    input p @@;
    datalines;
    0.005 0.045 0.015
;
proc multtest inpvalues(p)=data bonferroni holm hochberg hommel; run;
```

R では，multxpert パッケージ内の pvaladjp 関数に p 値に関するベクトルを指定することで調整 p 値が計算される．以下は 3.2.1 項の例に対する R プログラムである．

◆ multxpert パッケージによる Bonferroni, Holm, Hochberg, Hommel 手順

```
> library(multxpert)
> rawp <- c(0.005, 0.045, 0.015)
> pvaladjp(rawp, proc=c("Bonferroni","Holm","Hochberg","Hommel"))
```

固定順序手順と fallback 手順を実行する SAS プロシジャはない．R では，ほかの手順と同様，pvaladjp 関数により調整 p 値を計算することができる．以下は fallback 手順の重みと 2 つの検定手順に対する R プログラムである．

◆ `multxpert` パッケージによる固定順序手順と fallback 手順

```
> weight <- c(1/3, 1/3, 1/3)
> pvaladjp(rawp, weight, proc = c("Fixed-sequence", "Fallback"))
```

ただし，検定する順に対応する p 値と重みのベクトルを作成する必要がある．

3.4 検定統計量の同時分布に基づく検定手順

3.4.1 帰無仮説のもとでの検定統計量の同時分布

ある帰無仮説 $H_j (j=1,\ldots,m)$ に対応する検定統計量 T_j を用いて，H_j，$\bigcap_{j=1}^{m} H_j$，または関連する（包括）帰無仮説 H を検定する際，

「$T_j \geq c$ のとき，H_j を棄却する」

「$T = \max_{j \in M = \{1,\ldots,m\}} (T_j) \geq c$ のとき，$\bigcap_{j=1}^{m} H_j$（または H）を棄却する」

という検定方式を採用することができる (2.4 節)．このとき，FWER や第 1 種の過誤確率を α 水準以下に制御するための棄却限界値 c は，

$$c \equiv \inf \left\{ c' : \Pr\left[\max_{j \in M}(T_j) \geq c' \mid Q_0\right] \leq \alpha \right\} \tag{3.1}$$

と定義できる．Q_0 は $\bigcap_{j=1}^{m} H_j$（または H）のもとでの検定統計量の同時分布である．H_j の検定に対する調整 p 値であれば，検定統計量の実現値 t_j から，

$$\tilde{p}_j \equiv \inf \left\{ \alpha' : \Pr\left[\max_{j \in M}(T_j) \geq t_j \mid Q_0\right] \leq \alpha' \right\} \tag{3.2}$$

と定義できる．Q_0 を用いて式 (3.1) や式 (3.2) が計算できるのは，検定統計量の最大値が c（または t_j）以上である確率は，$T_1,\ldots,T_m$ のいずれかが c（t_j）以上である確率を Q_0 から計算すればよいからである．本節で説明する検定手順は，上記のいずれかの検定方式を採用し，棄却限界値や調整 p 値の計算に Q_0 を利用する．

検定統計量の同時分布に基づく検定手順の問題は，Q_0 が $\bigcap_{j=1}^{m} H_j$ のもとでの検定統計量の同時分布であり，真の検定統計量の同時分布ではないことである．例えば，「H_1 と H_2 は真，$H_3,\ldots,H_m$ は偽」が真である場合，Q_0 は真の検

定統計量の同時分布ではない．そのため，Q_0 を用いる検定手順が強い意味で FWER を α 水準以下に制御するには，Q_0 が多変量 t 分布である（2.4節），真の帰無仮説に関する検定統計量の同時分布が Q_0 で正しく特定されている（subset pivotality；Westfall and Young, 1993），真の検定統計量の同時分布の代替として Q_0 を用いる検定は保守的である（Dudoit and van der Laan, 2008），といった条件（仮定）が必要である．Q_0 を用いるための仮定が成立しない場合は，帰無仮説の組み合わせごと（2^m-1 個）の検定統計量の同時分布を閉検定手順で利用するなどの工夫が必要である．3.4節の検定手順は，Q_0 を利用するための仮定が成り立っていることを前提としている．

3.4.2 多群比較における帰無仮説

検定統計量の同時分布に基づく検定手順は，多群比較における検定の多重性を調整する方法として提案されたものが主である．多群比較における検定手順では，評価項目（確率変数）が従う分布として，等分散で平均だけが異なる正規分布か，群間で位置のみが異なる（形は等しい）分布のいずれかを仮定することで，Q_0 に多変量 t 分布を用いる．正規分布を仮定する検定手順（パラメトリック法）は，分散分析（または一般線形モデル）における多重対比法（または最大対比法）として統一的に表現可能である．ただし，検定する帰無仮説や対応する対比が検定手順ごとに異なる．位置のみが異なる分布を仮定する検定手順（ノンパラメトリック法）では，評価項目の順位を用いて検定を行う．ノンパラメトリック法には同様の検定を行うパラメトリック法が存在する．

基本的な検定方式や多変量 t 分布を用いる点は各検定手順で共通しているため，多群比較における検定手順の違いは帰無仮説の違いが主であるといえる．本項では，各検定手順で検定する帰無仮説を 3.2.2 項の例を用いて説明する．ただし，検定で考慮する仮説を表現する分布の位置の指標は評価項目の平均であり，C，A_1，A_2，A_3 の母平均は，それぞれ，μ_0，μ_1，μ_2，μ_3 とする．

パラメトリック法の1つである Dunnett 検定（Dunnett, 1955；1964）は「1つの対照群（標準治療）と2つ以上の比較群（試験治療）について，母平均に関する対照群と比較群の対比較をすべての組み合わせで同時に行う」検定手順

3.4 検定統計量の同時分布に基づく検定手順

である．3.2.2項の例の場合，A_1とC，A_2とC，A_3とCの3つの組み合わせに関する対比較に興味がある際に用いられ，以下の3つの帰無仮説の検定を同時に行うことによる検定の多重性を調整する検定手順である．

$$H_1: \mu_1 = \mu_0, \quad K_1: \mu_1 < \mu_0$$
$$H_2: \mu_2 = \mu_0, \quad K_2: \mu_2 < \mu_0$$
$$H_3: \mu_3 = \mu_0, \quad K_3: \mu_3 < \mu_0$$

K_jはH_jに対応する対立仮説であり，平均が小さいほうが良好な治療であることを意味する際の，試験治療が標準治療より優れていることを表す仮説である．これらの帰無仮説を検定するためのノンパラメトリック法がSteel-Dwass検定（Steel, 1960；Dwass, 1960）である．

Tukey検定（Tukey, 1953）はパラメトリック法であり，「母平均に関する対比較をすべての群のすべての組み合わせで同時に行う」検定手順である．3.2.2項の例の場合，CとA_1，CとA_2，CとA_3，A_1とA_2，A_1とA_3，A_2とA_3の6つの組み合わせに関する対比較に興味がある際に用いられ，以下の6つの帰無仮説の検定を同時に行うことによる検定の多重性を調整する検定手順である．

$$H_{10}: \mu_1 = \mu_0, \quad K_{10}: \mu_1 < \mu_0$$
$$H_{20}: \mu_2 = \mu_0, \quad K_{20}: \mu_2 < \mu_0$$
$$H_{30}: \mu_3 = \mu_0, \quad K_{30}: \mu_3 < \mu_0$$
$$H_{21}: \mu_2 = \mu_1, \quad K_{21}: \mu_2 < \mu_1$$
$$H_{31}: \mu_3 = \mu_1, \quad K_{31}: \mu_3 < \mu_1$$
$$H_{32}: \mu_3 = \mu_2, \quad K_{32}: \mu_3 < \mu_2$$

$H_{jj'}$は$\mu_j = \mu_{j'}$という帰無仮説であり，$H_{jj'}$に対応する対立仮説$K_{jj'}$は，標準治療より試験治療が，試験治療では用量が多いほうが優れていることを表している．これらの帰無仮説を検定するためのノンパラメトリック法がSteel検定（Steel, 1959）である．

Williams検定（Williams, 1971；1972）は「1つの対照群と2つ以上の比較群に順序があり，その順序に関連した単調性を母平均に想定できるとき，母平均が対照群よりも大きい（小さい）比較群が存在するかを検定する」検定手順

であり，パラメトリック法の1つである．3.2.2項の例の場合，C を試験治療 0 mg と考えると，C, A_1, A_2, A_3 の順に用量が増えるという順序が存在する．用量が多いほうが平均は小さいとすると，

$$H:\mu_0=\mu_1=\mu_2=\mu_3, \quad K:\mu_0\geq\mu_1\geq\mu_2\geq\mu_3$$

という帰無仮説 H と対立仮説 K をおくことができる．ただし，K のいずれかの $\geq$ は $>$ である．この帰無仮説を検定するためのノンパラメトリック法が Shirley-Williams 検定である．

3.2.2項の例では平均が小さいほうが良好な治療であるため，上記の対立仮説になっている．しかし，3.4.3項以降では平均が大きい群が優れていることを想定した検定手順（検定統計量の構成と検定方式）の説明になっている．そのため，3.4.3項から3.4.6項で考慮する仮説は，

Dunnett 検定　　$H_j:\mu_j=\mu_0$, $K_j:\mu_j>\mu_0$
Tukey 検定　　　$H_{jj'}:\mu_j=\mu_{j'}$, $K_{jj'}:\mu_j>\mu_{j'}$
Williams 検定　　$H:\mu_0=\mu_1=\cdots=\mu_m$, $K:\mu_0\leq\mu_1\leq\cdots\leq\mu_m$

であることに注意が必要である．3.2.2項の例のように平均が小さい群が優れている対立仮説を想定する場合は，評価項目（確率変数）を -1 倍して，対立仮説を平均が大きいほうが優れていると変更するのが最も簡単な対処である．3.2.2項の対立仮説に対応させた検定手順は，最大値を最小値に変更するなど単純な変更を加えるだけであるため，以降の項ではその説明は省略する．

3.4.3 パラメトリック法

パラメトリック法では評価項目 y_{jk} に以下のモデルを仮定する．

$$y_{jk}=\mu_j+\varepsilon_{jk}, \quad \varepsilon_{jk}\sim N(0,\sigma^2)$$

μ_j は群 $j(=0,\ldots,m)$ における母平均，ε_{jk} は群 j における個人 $k(=1,\ldots,n)$ の誤差である．ここでは，群 0 は対照群，群 $1,\ldots,$ 群 m は比較群を表しており，簡単のため，各群の人数はすべて n としている．μ_j と σ^2 はそれぞれ，

$$\bar{y}_j=\frac{\sum_{k=1}^n y_{jk}}{n}, \quad \widehat{\sigma^2}=\frac{\sum_{j=0}^m\sum_{k=1}^n(y_{jk}-\bar{y}_j)^2}{\nu}$$

と推定することができる．ν は自由度であり，$\nu=(m+1)(n-1)$ である．パラ

メトリック法では $\bar{y}_j$ や $\widehat{\sigma^2}$ を用いて検定統計量が構成される．

以下では，（1）Dunnett 検定，（2）ステップダウン Dunnett 検定，（3）Tukey 検定，（4）Williams 検定を説明する．計算例として 3.2.2 項の例を利用する．ただし，C を群 0，A_1 を群 1，A_2 を群 2，A_3 を群 3 とし，表 3.1 のデータを -1 倍した，$\bar{y}_0 = -137.5$，$\bar{y}_1 = -128.5$，$\bar{y}_2 = -131.4$，$\bar{y}_3 = -121.9$，$\widehat{\sigma^2} = 80.8$，$\nu = 36$ を利用する．

(1) Dunnett 検定

Dunnett 検定における $H_j : \mu_j = \mu_0$（$K_j : \mu_j > \mu_0$）の検定に対する検定統計量は，

$$T_j = \frac{\bar{y}_j - \bar{y}_0}{\sqrt{\widehat{\sigma^2}(1/n + 1/n)}}$$

である．棄却限界値 c は，自由度 ν の m 変量 t 分布を用いて式（3.1）から計算され，$T_j \geq c$ であれば H_j を棄却する．多変量 t 分布における相関は，すべての群で人数が n の場合，$n/(n+n) = 1/2$ である．Dunnett（1955；1964）は，（対照群を除く）各群の人数が共通であることを前提として c を計算したが，各群で人数が異なる場合も相関は明示的に計算可能であり，その場合の c は Genz and Bretz（1999；2002）の方法から求めることができる．

$\alpha = 0.025$ とする Dunnett 検定を計算例に適用すると，$T_1 = 2.25$，$T_2 = 1.52$，$T_3 = 3.90$，相関 0.5，自由度 36 の 3 変量 t 分布から $c = 2.45$ と計算されるので，$T_1 < c$，$T_2 < c$，$T_3 > c$ となり，$H_3 : \mu_3 = \mu_0$ のみが棄却される．

Dunnett 検定に対する平均の差に関する信頼水準 $1-\alpha$ の下側信頼区間は，

$$\left(\bar{y}_j - \bar{y}_0 - c \times \sqrt{\widehat{\sigma^2}\left(\frac{1}{n} + \frac{1}{n}\right)},\ \infty \right)$$

である．（多変量）t 分布の対称性から，信頼水準 $1 - 2\times\alpha$ の両側信頼区間は，

$$\left(\bar{y}_j - \bar{y}_0 - c \times \sqrt{\widehat{\sigma^2}\left(\frac{1}{n} + \frac{1}{n}\right)},\ \bar{y}_j - \bar{y}_0 + c \times \sqrt{\widehat{\sigma^2}\left(\frac{1}{n} + \frac{1}{n}\right)} \right)$$

と求めることができる．

(2) ステップダウン Dunnett 検定

ステップダウン Dunnett 検定は，Dunnett 検定をステップダウン手順に拡

張した検定手順であり，Holm 手順のパラメトリック法と捉えられる．$H_j : \mu_j = \mu_0$ の検定に対する検定統計量 $T_j = (\bar{y}_j - \bar{y}_0)/\sqrt{\hat{\sigma}^2(1/n+1/n)}$ のうち，検定統計量が最も大きい帰無仮説から順に検定を行う．ステップ j で用いる棄却限界値 c_j は，すべての相関が等しい自由度 ν の $(m-j+1)$ 変量 t 分布（Q_0）に従う $T_1, \ldots, T_{m-j+1}$ から，

$$c_j \equiv \sup\left\{c' : \Pr\left[\max_{l \in \{1,\ldots,m-j+1\}}(T_l) \geq c' \,\Big|\, Q_0\right] \leq \alpha\right\}$$

を満たすように計算される．j 番目に大きい検定統計量を $T_{(j)}$，$T_{(j)}$ に対応する帰無仮説を $H_{(j)}$ とすると，検定手順は次のようになる．

ステップ 1． $T_{(1)} \geq c_1$ であれば，$H_{(1)}$ を棄却し，次のステップへ進む．
　　　　　そうでなければ，$H_{(1)}, \ldots, H_{(m)}$ を保留し，手順を終了する．
ステップ 2． $T_{(2)} \geq c_2$ であれば，$H_{(2)}$ を棄却し，次のステップへ進む．
　　　　　そうでなければ，$H_{(2)}, \ldots, H_{(m)}$ を保留し，手順を終了する．
ステップ $j = 3, \ldots, m-1$．
　　　　　$T_{(j)} \geq c_j$ であれば，$H_{(j)}$ を棄却し，次のステップへ進む．
　　　　　そうでなければ，$H_{(j)}, \ldots, H_{(m)}$ を保留し，手順を終了する．
ステップ m． $T_{(m)} \geq c_m$ であれば，$H_{(m)}$ を棄却する．
　　　　　そうでなければ，$H_{(m)}$ を保留する．

上記の検定手順は，積仮説の検定に Dunnett 検定を利用する閉検定手順から導くことができる（3.3.1 項で説明したショートカット手順のパラメトリック法への拡張）．ただし，各群で人数が異なる場合はステップダウン Dunnett 検定を導くことができるとは限らないので，ショートカットを伴わない閉検定手順を用いる必要がある．

$\alpha = 0.025$ とするステップダウン Dunnett 検定を計算例に適用すると，相関 0.5，自由度 36 の 3 変量 t 分布から $c_1 = 2.45$，2 変量 t 分布から $c_2 = 2.30$，t 分布から $c_3 = 2.03$ と棄却限界値が求まり，$T_1 = 2.25$，$T_2 = 1.52$，$T_3 = 3.90$ であることから，ステップ 1 で $H_3 : \mu_3 = \mu_0$ が棄却され，ステップ 2 で $H_1 : \mu_1 = \mu_0$ を棄却せずに手順は終了する．

(3) Tukey 検定

Tukey 検定における $H_{jj'}:\mu_j=\mu_{j'}$（$K_{jj'}:\mu_j>\mu_{j'}$）の検定に対する検定統計量は，

$$T_{jj'}=\frac{\bar{y}_j-\bar{y}_{j'}}{\sqrt{\hat{\sigma}^2(1/n+1/n)}}$$

である．ただし，$0\leq j'<j\leq m$ である．自由度 ν の $m\times(m-1)$ 変量 t 分布から計算される棄却限界値 c を用いて，$T_{jj'}\geq c$ であれば $H_{jj'}$ を棄却する．Tukey (1953) はすべての群で人数が等しいことを前提として c を計算したが，Dunnett 検定と同様，各群で人数が異なる場合も Genz and Bretz (1999；2002) の方法から c を求めることができる．

計算例に $\alpha=0.025$ とする Tukey 検定を適用すると，$T_{10}=2.25$，$T_{20}=1.52$，$T_{30}=3.90$，$T_{21}=-0.73$，$T_{31}=1.65$，$T_{32}=2.38$ であり，6 変量 t 分布から $c=2.70$ と棄却限界値が求まるので，$H_{30}=\mu_3-\mu_0$ のみが棄却される．

Tukey 検定に対する平均の差に関する信頼区間は，Dunnett 検定と同様，信頼水準 $1-\alpha$ の下側信頼区間は，

$$\left(\bar{y}_j-\bar{y}_{j'}-c\times\sqrt{\hat{\sigma}^2\left(\frac{1}{n}+\frac{1}{n}\right)},\infty\right)$$

となり，信頼水準 $1-2\times\alpha$ の両側信頼区間は，

$$\left(\bar{y}_j-\bar{y}_{j'}-c\times\sqrt{\hat{\sigma}^2\left(\frac{1}{n}+\frac{1}{n}\right)},\bar{y}_j-\bar{y}_{j'}+c\times\sqrt{\hat{\sigma}^2\left(\frac{1}{n}+\frac{1}{n}\right)}\right)$$

となる．

(4) Williams 検定

Williams 検定の検定統計量は，対立仮説 $K:\mu_0\leq\mu_1\leq\cdots\leq\mu_m$ で仮定する平均の単調性から構成される．そのため，まず $j=1,\ldots,m$ について以下の $\tilde{y}_j$ を計算する．

$$\tilde{y}_j=\frac{\bar{y}_j+\cdots+\bar{y}_m}{(m-j+1)}$$

平均の単調性から，μ_m を $\overline{M}=\max(\tilde{y}_1,\ldots,\tilde{y}_m)$ と推定する．Williams 検定における $H:\mu_0=\cdots=\mu_m$ の検定では，$\overline{M}$ を用いる．

$$T = \frac{\overline{M} - \overline{y}_0}{\sqrt{\hat{\sigma}^2(1/n + 1/n)}}$$

が検定統計量になる．棄却限界値 c は，

$$T_j = \frac{\tilde{y}_j - \overline{y}_0}{\sqrt{\hat{\sigma}^2(1/n + 1/n)}}, \quad j = 1, \ldots, m$$

とする m 個の検定統計量 T_j の同時分布から式（3.1）を満たすように計算され，$T \geq c$ であれば H を棄却する．

しかし，上記の検定だけでは $\mu_0 \leq \mu_1 \leq \cdots \leq \mu_m$ におけるどの $\leq$ が $<$ かがわからない．そのため，$H : \mu_0 = \cdots = \mu_m$ が棄却された場合，$H : \mu_0 = \cdots = \mu_{m-1}$ とし，$j = 0, \ldots, m-1$ で $\tilde{y}_j$ や $\overline{M}$ を計算して同様の検定を行う．以下，群 $m-1$，群 $m-2, \ldots,$ と群を1つずつ減らして，H が棄却されなくなるまで同様の検定を繰り返す．その結果，棄却されなくなる直前の検定で用いた群は対照群より平均が大きいと判断する．例えば，検定を繰り返した結果，$H : \mu_0 = \cdots = \mu_3$ が棄却されなかった場合，$\mu_4, \ldots, \mu_m$ は μ_0 より大きいと判断する．

計算例に $\alpha = 0.025$ とする Williams 検定を適用すると，まず，$H : \mu_0 = \mu_1 = \mu_2 = \mu_3$ を $T = 3.90$，$c = 2.11$ により棄却する．次に，$H : \mu_0 = \mu_1 = \mu_2$ を検定するが，$T = 1.89$，$c = 2.09$ であるので，帰無仮説は棄却できない．したがって，μ_3 は μ_0 より大きいと判断する（−1倍する前の表3.1のデータでは μ_3 は μ_0 より小さいと判断する）．

Williams 検定は，帰無仮説が棄却される限り検定を続ける，逐次検定である．固定順序手順（3.3.4項）と同様の証明方法により，Williams 検定が α 水準以下に FWER を制御することが証明できる．

3.4.4 パラメトリック法と分散分析における多重対比法

3.4.3項の評価項目に関するモデルは，評価項目のベクトルを y，デザイン行列を X，誤差ベクトルを ε とすると，

$$y = X\beta + \varepsilon, \quad \varepsilon \sim N(0, \sigma^2 I)$$

と（一元配置）分散分析のモデルとして表現できる．ただし，$j_n = (1, \ldots, 1)'$（1が n 個のベクトル）とすると，デザイン行列は，

$$X = \begin{pmatrix} j_n & \cdots & 0 \\ \vdots & \ddots & \vdots \\ 0 & \cdots & j_n \end{pmatrix}$$

であり，$\beta=(\beta_0, \beta_1, \ldots, \beta_m)'$ は各群における評価項目の平均で $\beta_j=\mu_j$ である．β と σ^2 の推定値は，

$$\hat{\beta}=(X'X)^{-1}X'y, \quad \hat{\sigma}^2=\frac{(y-X\hat{\beta})'(y-X\hat{\beta})}{\nu}$$

である．3.4.3 項と同様，$\nu=(m+1)(n-1)$ である．

$c_{j0}+c_{j1}+\cdots+c_{jm}=0$ となる対比ベクトルを $c_j=(c_{j0}, c_{j1}, \ldots, c_{jm})'$ とすると，$H_j: c_j'\beta=0$ の検定における検定統計量は，

$$T_j = \frac{c_j'\hat{\beta}}{\sqrt{\hat{\sigma}^2 c_j'(X'X)^{-1}c_j}}$$

となり，棄却限界値 c に対して，$T_j \geq c$ であれば H_j は棄却される．

複数の対比に対して，$H_1: c_1'\beta=0, \ldots, H_m: c_m'\beta=0$ と m 個の帰無仮説の検定を同時に行うことも可能である．その場合，検定の多重性を調整した c を計算する必要がある（multiple contrast tests，多重対比法）．T_j は自由度 ν の t 分布に従い，複数の対比に対する検定統計量は多変量 t 分布に従うため，Q_0 に多変量 t 分布を想定することで式（3.1）から c を計算することができる．各群の人数が等しいとすると，多変量 t 分布における T_j と $T_{j'}$ の相関は，

$$\rho_{jj'} = \frac{c_j' c_{j'}}{|c_j||c_{j'}|}$$

となる．

Dunnett 検定，Tukey 検定，Williams 検定のそれぞれに対応する対比が存在し，Dunnett 検定と Tukey 検定は多重対比法，Williams 検定は最大対比法（maximum contrast test）として表現することができる．以下では，3.4.3 項の計算例における（3.2.2 項の例で仮説の方向を逆転させた場合の），各検定手順に対する対比を示す．

Dunnett 検定の各帰無仮説に対する対比ベクトルは，

$$H_1: c_1=(-1, 1, 0, 0)'$$

$$H_2 : \boldsymbol{c}_2 = (-1, 0, 1, 0)'$$
$$H_3 : \boldsymbol{c}_3 = (-1, 0, 0, 1)'$$

となる.$\boldsymbol{c}_j$ を用いれば,$T_j = (\bar{y}_j - \bar{y}_0)/\sqrt{\widehat{\sigma^2}(1/n + 1/n)}$ となることは明らかである.

Tukey 検定の各帰無仮説に対する対比ベクトルは,

$$H_{10} : \boldsymbol{c}_1 = (-1, 1, 0, 0)$$
$$H_{20} : \boldsymbol{c}_2 = (-1, 0, 1, 0)$$
$$H_{30} : \boldsymbol{c}_3 = (-1, 0, 0, 1)$$
$$H_{21} : \boldsymbol{c}_4 = (0, -1, 1, 0)$$
$$H_{31} : \boldsymbol{c}_5 = (0, -1, 0, 1)$$
$$H_{32} : \boldsymbol{c}_6 = (0, 0, -1, 1)$$

である.Dunnett 検定と同様,各対比ベクトルから対応する検定統計量を導くことができる.

Williams 検定の場合,

$$H_1 : \boldsymbol{c}_1 = (-1, 1/3, 1/3, 1/3)$$
$$H_2 : \boldsymbol{c}_2 = (-1, 0, 1/2, 1/2)$$
$$H_3 : \boldsymbol{c}_3 = (-1, 0, 0, 1)$$

と対比ベクトルを設定した際,「$T = \max_{j \in M = \{1,2,3\}}(T_j) \geq c$ のとき,H を棄却する」という検定方式(最大対比法)を用いることにより,Williams 検定を導くことができる.ただし,この対比に基づく検定は Williams 検定と同等であるが,Williams 検定の検定統計量を直接的には導かない点に注意が必要である.

Williams 検定で $H : \mu_0 = \cdots = \mu_3$ が棄却され,群 3 を除く場合は,

$$\boldsymbol{c}_1 = (-1, 1/2, 1/2, 0)$$
$$\boldsymbol{c}_2 = (-1, 0, 1, 0)$$

と対比ベクトルを設定すればよいので,Williams 検定における逐次検定も対比で表現可能である.

3.4.5 ノンパラメトリック法

Steel 検定,Steel-Dwass 検定,Shirley-Williams 検定は,順位に変換した

3.4 検定統計量の同時分布に基づく検定手順

確率変数から検定統計量を計算する以外，基本的に対応するパラメトリック法と同じ検定手順である．各群の確率分布は位置のみが異なることを仮定しており，検定統計量が漸近的に自由度∞の多変量 t 分布に従うことを棄却限界値の計算に利用する．自由度∞の多変量 t 分布を用いない棄却限界値の計算は Hollander *et al.* (2013) を参照してほしい．本項では，各検定手順で用いる順位変換方法と検定統計量の計算について説明する．

順位変換方法には，併合順位変換（joint ranking），分離順位変換（separate ranking, pairwise ranking）という2つの方法がある．併合順位変換はすべての群に関する評価項目の順位を求める方法である．表3.1のデータに併合順位変換を適用した結果が表3.8である．変換前の値との対応から，小さい値から順位をつけるほうが一般的ではあるが，平均が大きい群が優れている対立仮説を以降で想定するため，表3.8では大きい値から順位をつけている．併合順位変換は Kruskal-Wallis 検定で用いられる順位変換方法と同じである．

分離順位変換は，対比較する2群の評価項目の順位を，比較ごとに求める方法である．表3.1のデータを用いて，A_1 と C，A_2 と C，A_3 と C の対比較（Steel 検定）を行う場合に適用した結果が表3.9である．表3.8と同様，表3.9は大きい値から順位をつけている．分離順位変換は Wilcoxon 検定で用いられる順位変換方法を対比較する2群ごとに行っていることと同じである．

各検定手順でどちらの順位変換方法を用いるかは，検定する帰無仮説との対応で考えればよい．Steel 検定と Steel-Dwass 検定の場合，対比較に関する帰無仮説を検定するので，分離順位変換を用いる．Shirley-Williams 検定の場合，包括帰無仮説を検定するので，併合順序変換を用いる．実際には，$\bigcap_{j=1}^{m} H_j$ のもとでは Steel 検定と Steel-Dwass 検定でも併合順位変換を用いて

表 3.8 投薬後の収縮期血圧（表 3.1）の併合順位変換

治療	順位
C	2, 14, 8.0, 27, 1, 23, 5.5, 15, 21, 13
A_1	25.5, 20, 9, 28.5, 25.5, 28.5, 12, 22, 35, 11
A_2	5.5, 4, 30, 3, 37, 36, 10, 19, 24, 7
A_3	38, 39, 33.5, 31, 18, 40, 16, 33.5, 17, 32

表 3.9 Steel 検定における投薬後の収縮期血圧（表 3.1）の分離順位変換

A_1 と C の比較	
治療	順位
C	2, 9, 4, 17, 1, 14, 3, 10, 12, 8
A_1	15.5, 11, 5, 18.5, 15.5, 18.5, 7, 13, 20, 6
A_2 と C の比較	
治療	順位
C	2, 11, 8, 17, 1, 15, 5.5, 12, 14, 10
A_2	5.5, 4, 18, 3, 20, 19, 9, 13, 16, 7
A_3 と C の比較	
治療	順位
C	2, 6, 4, 13, 1, 12, 3, 7, 11, 5
A_3	18, 19, 16.5, 14, 10, 20, 8, 16.5, 9, 15

もよい．しかし，強い意味で FWER を制御するためには，どの帰無仮説が正しいかに依存しない形で順位変換することが望ましい（3.4.1 項における Q_0 の議論と同様）．つまり，ある対比較において，比較に関与しない群の情報が比較する 2 群の順位に影響することは望ましくないということである．阿部・岩崎（1999）は，併合順位変換を用いることで FWER が制御されない場合があることを指摘している．そのため，対比較を行う検定手順では分離順位変換を用いるほうがよい．

各検定手順における検定統計量は，対照群である群 0，比較群である群 $1, \ldots,$ 群 m における個人 k の評価項目 y_{jk} を順位に変換して，順位和の期待値と分散，または順位の平均と順位の分散を用いて構成される．ただし，y_{jk} の分布は群間で位置のみが異なることを仮定する．以下の説明では，簡単のため，各群の人数はすべて n とし，C を群 0，A_1 を群 1，A_2 を群 2，A_3 を群 3 とする表 3.8 と表 3.9 を計算例に利用する．

Steel 検定の検定統計量は，群 j と群 0 の比較における群 j の順位を r_{jk} とし，群 j の順位和を $R_j = \sum_{k=1}^{n} r_{jk}$ とすると，

$$T_j = \frac{R_j - \mathrm{E}[R_j]}{\sqrt{\mathrm{Var}[R_j]}}$$

と定義される．E$[R_j]$ や Var$[R_j]$ は，Wilcoxon 検定における順位和に関する期待値や分散と同じである．同順位がない場合は，

$$\mathrm{E}[R_j] = \frac{n(2n+1)}{2}, \quad \mathrm{Var}[R_j] = \frac{n^2(2n+1)}{12}$$

となる．棄却限界値 c は自由度 ∞ の m 変量 t 分布を用いて式（3.1）から計算され，$T_j \geq c$ であれば H_j を棄却する．多変量 t 分布における相関は，すべての群で人数が n の場合，$n/(n+n+1) \simeq 1/2$ である．Steel-Dwass 検定の検定統計量の構成は Steel 検定と同様であるため，説明は省略する．

表 3.9 を用いて $\alpha=0.025$ とする Steel 検定を行うと，$H_1:\mu_1=\mu_0$, $H_2:\mu_2=\mu_0$, $H_3:\mu_3=\mu_0$ に対する検定統計量は，同順位を考慮して，$T_1=1.89$, $T_2=0.72$, $T_3=3.10$ と計算され，相関 0.5，自由度 ∞ の 3 変量 t 分布から $c=2.35$ となるため，$H_3:\mu_3=\mu_0$ のみが棄却される．

Shirley-Williams 検定の検定統計量は，Williams 検定と同様な構成方法が用いられる．まず，$j=1,\dots,m$ について併合順位変換から y_{jk} を r_{jk} とし，群 j の順位和を $R_j=\sum_{k=1}^{n} r_{jk}$ とする．次に，対立仮説 $K:\mu_0 \leq \mu_1 \leq \dots \leq \mu_m$ における順序性を考慮し，$\overline{M}=\max(\tilde{r}_1,\dots,\tilde{r}_m)$ を求める．ただし，

$$\tilde{r}_j = \frac{R_j+\dots+R_m}{(m-j+1)\times n}$$

である．Shirley-Williams 検定における $H:\mu_0=\dots=\mu_m$ に対する検定統計量は，

$$T = \frac{\overline{M} - R_0/n}{\sqrt{\widehat{\sigma^2}\left(1/n + 1/n\right)}}$$

である．$\widehat{\sigma^2}$ は Kruskal-Wallis 検定における順位の分散と同じであり，同順位がない場合は，

$$\widehat{\sigma^2} = \frac{nm(nm+1)}{12}$$

である．Shirley-Williams 検定は，Williams 検定と同様，K におけるいずれの $\leq$ が $<$ であるかを検討するために逐次的に検定を繰り返す．

表 3.8 を用いて $\alpha=0.025$ とする Shirley-Williams 検定を行うと，$H:\mu_0=\mu_1=\mu_2=\mu_3$ に対する検定統計量は $T=3.31$ となり，自由度 ∞ とする Williams

検定の棄却限界値 $c=2.03$ から，H は棄却される．しかし，$H:\mu_0=\mu_1=\mu_2$ の検定では，$T=1.31$，$c=2.02$ であるため，H を棄却せずに手順を終了する．

3.4.6 再抽出法に基づく方法

多群比較において評価項目が従う確率分布に対する仮定を緩める，複数の評価項目の検定において評価項目ごとに異なる検定（例えば t 検定と χ^2 検定）を用いるなど，検定統計量の同時分布が明示的に表現できない場合がある．このような場合，再抽出法により推定した検定統計量の同時分布を用いて，検定を行うことができる．

本項では，再抽出法のうち，(1) 誤差をブートストラップ法により再抽出することで検定統計量の同時分布を推定する方法（ブートストラップ法），(2) 複数の評価項目の2群比較における検定統計量の同時分布を並べ替え法により推定する方法（並べ替え法）を説明する．

(1) ブートストラップ法

ブートストラップ法には，誤差が正規分布に従うなどの仮定をおくパラメトリック法とノンパラメトリック法とよばれる方法がある．次では，単純なノンパラメトリック法を説明する．まず，多群比較における評価項目 y_{jk} に以下のモデルを仮定する．

$$y_{jk}=\mu_j+\varepsilon_{jk},\ \varepsilon_{jk}\sim F$$

μ_j は群 $j(=0,\ldots,m)$ における母平均，ε_{jk} は群 j における個人 $k(=1,\ldots,n)$ の誤差であり，群間で同じ確率分布 F に従っていると仮定する．ここで，$H_j:\mu_j=\mu_0$ の検定に対する検定統計量を，

$$T_j=\frac{\bar{y}_j-\bar{y}_0}{\sqrt{\widehat{\sigma^2}\left(1/n+1/n\right)}}$$

とし，$T_j\geq c$ であれば H_j を棄却するという検定を考える．ただし，

$$\bar{y}_j=\frac{\sum_{k=1}^n y_{jk}}{n},\ \widehat{\sigma^2}=\frac{\sum_{j=0}^m\sum_{k=1}^n (y_{jk}-\bar{y}_j)^2}{(m+1)(n-1)}$$

である．$H_1,\ldots,H_m$ を同時に検定する際は，c を式 (3.1) から求める必要があるが，Q_0 が未知であるため計算できない．そこで，F の経験分布 $\widehat{F}$ から

ブートストラップ法により誤差を再抽出することで検定統計量の同時分布を推定する。$\widehat{F}$ は，帰無仮説と対立仮説のいずれが真かによらず誤差が F に従うことから，誤差の推定値，

$$e_{jk} = y_{jk} - \bar{y}_j$$

をすべての j と k について求めることで推定できる。帰無仮説のもとで，すべての y_{jk} は $y_{jk} = \mu_0 + \varepsilon_{jk}$ であるから，$\bar{\varepsilon}_j = \sum_{k=1}^{n} \varepsilon_{jk}/n$ とすると

$$T_j = \frac{\bar{y}_j - \bar{y}_0}{\sqrt{\hat{\sigma}^2(1/n + 1/n)}} = \frac{\bar{\varepsilon}_j - \bar{\varepsilon}_0}{\sqrt{\hat{\sigma}^2(1/n + 1/n)}}, \quad \hat{\sigma}^2 = \frac{\sum_{j=0}^{m}\sum_{k=1}^{n}(\varepsilon_{jk} - \bar{\varepsilon}_j)^2}{\nu}$$

となり，帰無仮説のもとでの検定統計量は誤差のみで表現できる。したがって，すべての ε_{jk} を $\widehat{F}$ から無作為に抽出したものに置き換えて計算した $T_1, \ldots, T_m$ は，検定統計量の同時分布から得られるであろう1つのサンプルになる。この作業を繰り返す（ブートストラップ法を用いる）ことで得られる複数のサンプルから，検定統計量の同時分布を推定することができる。

ブートストラップ法を検定統計量の同時分布の推定に用いる場合，データ数が十分多いことに加え，帰無仮説のもとでのデータ生成過程を推定できるかを考えなければいけない。なぜなら，真のデータ生成過程が帰無仮説のもとでのデータ生成過程と異なれば，単純な再抽出によるブートストラップ法では帰無仮説のもとでの検定統計量の同時分布を推定できないからである。ブートストラップ法で必要となる仮定は Dudoit and van der Laan（2008）が詳しい。

(2) 並べ替え法

並べ替え法は，データの並べ替え（入れ替え）によって得られるデータごとに検定統計量を計算することで検定統計量の同時分布を推定する方法である。複数の評価項目に関するベクトルを y とし，群0のデータを $(y_{01}, \ldots, y_{0n})$，群1のデータを $(y_{11}, \ldots, y_{1n})$ とする。2群で y の分布が等しいときは，例えば，群0で $(y_{11}, y_{02}, \ldots, y_{0n})$，群1で $(y_{01}, y_{12}, \ldots, y_{1n})$ というデータの実現がありうることになる。分布が等しいときはすべての y は入れ替え可能であるから，2n!/n! 通りのデータが並べ替え法によって得られる。2n!/n! 個の並べ替えデータごとに各評価項目の検定統計量を求めることで，検定統計量の同時分布は推定される。ただし，並べ替え法により検定統計量の同時分布を推定する場合

は，同時交換可能性（joint exchangeability）の仮定が必要である（Westfall and Troendle, 2008）．例えば，複数の評価項目の2群比較を行う場合，H_j は各評価項目の周辺分布（に関する指標）で表現されるため，$\bigcap_{j=1}^{m} H_j$ は評価項目の同時分布に関する帰無仮説とならない．つまり，2群で評価項目の同時分布が等しいという仮定は $\bigcap_{j=1}^{m} H_j$ から導くことはできない．そのため，評価項目の同時分布に関する交換可能性を仮定しなければ，単純に群間のデータを並べ替えることはできない．また，同時交換可能性では subset pivotality の仮定が満たされるための条件を仮定していることにも注意が必要である（Westfall and Troendle, 2008）．

3.4.7 プログラム

SAS では，PROC GLM により Dunnett 検定と Tukey 検定を適用することができる．以下は，群を trt，評価項目を SBP としたデータに対する Dunnett 検定のプログラムである．

◆ PROC GLM による Dunnett 検定

```
proc glm data=data;
  class trt;
  model SBP = trt;
  lsmeans trt/adjust=dunnett;
run;
```

アウトプットに表示されるのは両側検定の結果である．上記のプログラムの dunnett を tukey に変更すれば，Tukey 検定が適用される．Williams 検定は PROC GLM では実行できないので，DATA step の中で probmc 関数により棄却限界値や調整 p 値を計算する．以下は，対照群が1つ，比較群が3つ，各群の人数が10人の場合の，$\alpha=0.025$ とする Williams 検定の棄却限界値を計算するためのプログラムである．

3.4 検定統計量の同時分布に基づく検定手順

◆probmc 関数による Williams 検定の棄却限界値

```
data;prob=probmc("williams",.,0.975,36,3);run;
```

ノンパラメトリック法に対するプロシジャはないが，probmc 関数によって棄却限界値は計算可能である．

R では，multcomp パッケージ内の glht 関数に分散分析の結果を指定することでパラメトリック法を適用することができる．以下は Dunnett 検定の R プログラムである．

◆multcomp パッケージによる Dunnett 検定

```
> library("multcomp")
> d.aov <- aov(SBP ~ trt, data = D)
> summary(glht(d.aov, linfct = mcp(trt = "Dunnett"), alternative =
+"less"))
```

aov 関数は分散分析のための関数である．glht 関数の linfct で検定手順を指定し，alternative で対立仮説を指定する．linfct の Dunnett を Tukey や Williams に変更すれば，それぞれの検定結果が得られる．ただし，対比に基づく結果が表示されるため，Williams 検定を用いる場合は結果の見方に注意しなければいけない．

R では nparcomp パッケージというノンパラメトリック法に対するパッケージがあるが，本節の方法とは異なるため，説明は省略する．

Chapter 4
仮説構造を考慮する多重比較手順

　本章では仮説構造を考慮する多重比較手順について説明する．4.2 節では，gatekeeping 手順で考慮する代表的な仮説構造である，serial/parallel gatekeeping 構造，樹木構造，多枝構造を紹介する．4.3 節では，gatekeeping 手順と mixture 手順の基本的な構造を概観し，一般的な仮説構造に対する mixture 手順と，代表的な仮説構造への適用例を説明する．4.4 節では，グラフィカル接近法によるショートカット手順のグラフ化と，グラフから多重比較手順を構成する方法を説明する．mixture 手順とグラフィカル接近法に対する実行プログラムは parallel gatekeeping 構造の例を用いて紹介する．

4.1　臨床試験における仮説構造と多重比較手順

　臨床試験で検証する目的は，主要，副次と階層的に分けられる．例えば，規制当局による薬剤承認の判断の基本となる情報を得ることは主要目的である．そのため，主要評価項目の検定は主要目的に対応する解析（主要解析）といえる．一方，薬剤効果に関する補助的・付加的な情報を得ることは，主要目的が達成された後に考慮されるため，副次目的に相当する．副次目的に対する解析（副次解析）としては副次評価項目の検定やサブグループ解析などがある．主要解析で検定の多重性が生じる場合，適切に多重性を調整する必要がある（ICH, 1998；CHMP, 2017；FDA, 2017）．副次解析の場合，主要目的と副次目的の関連の度合い，当該試験における副次目的の位置付けなどによって，多重性を調整するかどうかの判断が異なる．副次解析における検定の多重性を調整する例としては，薬剤効果に関する付加的な情報をラベルに反映すること（米

国での labeling) があげられる (Dmitrienko et al., 2009；FDA, 2017).

主要解析と副次解析で検定の多重性を調整する場合，目的の性質上，主要解析の検定が有意であったときのみ副次解析の検定を検証的に解釈できることを多重比較手順で考慮するのが望ましい．つまり，「副次目的に対する帰無仮説を検定する際は，主要目的に対する帰無仮説が棄却されていなければいけない」ことを考慮するということである．このような条件は，Bonferroni 手順 (3.3.2 項) や Holm 手順 (3.3.3 項) など，すべての検定を同時に行ったり，データに基づいて順序を決めたりする多重比較手順 (2.6 節) では考慮することができない．固定順序手順 (3.3.4 項) の場合，すべての検定に対して順序を規定できれば条件を満たすが，検定の階層性が考慮できないことが問題となる．検定の階層性は，例えば，主要目的と副次目的に対する帰無仮説が 2 つずつある場合に生じる．この場合，主要解析の検定の後に副次解析の検定を行うという順序は存在するが，主要 (副次) 解析内の 2 つの検定に順序を規定しないことがある．このような検定の階層性を含め，検定の順序に関する条件を考慮できる多重比較手順に gatekeeping 手順 (Bauer et al., 1998；Westfall and Krishen, 2001；Dmitrienko et al., 2003；Dmitrienko et al., 2007；2008b) と mixture 手順 (Dmitrienko and Tamhane, 2011；2013) がある．これらは，「ある帰無仮説が棄却されていれば当該の帰無仮説を検定する」という仮説構造を考慮する閉検定手順である．

仮説構造は，主要解析と副次解析のように，検証目的に対する意思決定の方針を反映するよう検定の順序を構造化したものである．そのため，臨床試験に携わる医師などの非統計家と仮説構造を決めることになる．gatekeeping 手順では，serial/parallel gatekeeping 構造，樹木構造 (tree structure)，多枝 (multiple branch) 構造などのさまざまな仮説構造を考慮することができるが，仮説構造と多重比較手順の関係を非統計家に説明するのは容易ではない．このような場合，仮説構造と多重比較手順を図解することにより理解を助けることができる．この方法をグラフィカル接近法 (graphical approach) という (Bretz et al., 2009a). グラフィカル接近法はショートカット手順 (3.3.1 項) の図示を基本とするため，gatekeeping 手順などの関連する多重比較手順を図

示できる．また，適切なグラフの構築からショートカット手順を導出することができる．そのため，グラフィカル接近法は仮説構造を考慮する多重比較手順と密接な関係がある．

本章では，仮説構造を考慮する多重比較手順として，familywise error rate（FWER）を制御する検定手順である，gatekeeping 手順，mixture 手順，グラフィカル接近法を取り上げる．

4.2 gatekeeping 手順に関する仮説構造

serial/parallel gatekeeping 構造については，がん臨床試験において，2つの主要評価項目と2つの副次評価項目を実薬とプラセボで比較する例（例1）を用いて説明する．

●例1　がん臨床試験における評価項目の比較に関する帰無仮説
　　H_1：無増悪生存期間（主要評価項目）
　　H_2：全生存期間（主要評価項目）
　　H_3：QOL（quality of life）（副次評価項目）
　　H_4：有害事象（副次評価項目）

樹木構造と多枝構造については，降圧薬の臨床試験において，収縮期血圧（主要評価項目）と心血管イベント（副次評価項目）を，プラセボ，低用量（実薬），高用量（実薬）の3群で比較する例（例2）を用いて説明する．

●例2　降圧薬の臨床試験における群間比較に関する帰無仮説
　　H_1：収縮期血圧に関する高用量とプラセボの比較
　　H_2：収縮期血圧に関する低用量とプラセボの比較
　　H_3：心血管イベントに関する高用量とプラセボの比較
　　H_4：心血管イベントに関する低用量とプラセボの比較

gatekeeping 手順では，検証目的（帰無仮説の検定）の重要度により，m 個の帰無仮説 $H_1, \ldots, H_m$ を n 個のファミリー（帰無仮説の集合）$F_1, \ldots, F_n$ に分類して仮説構造を表現する．i 番目のファミリーを F_i とすると，F_i に含まれる帰無仮説の検定が $F_{i+1}, \ldots, F_n$ に含まれる帰無仮説の検定よりも重要という

関係になる．一方，F_i に含まれる各帰無仮説の検定の重要度は，検証目的の観点では同じであるが，その他の観点から差をつけることがある．例えば，例1において，薬剤承認の観点から H_1 と H_2 を F_1 に分類するが，検出力や臨床的意義から重要度（検定の重み）に差をつけてもよい（4.3.5 項）．ファミリーの役割は，検定の階層性を反映することであり，仮説構造のすべてを表現することではない．そのため，gatekeeping 手順では，ある帰無仮説を検定する際に棄却されていなければならない帰無仮説を gatekeeper（または rejection set）として別に定義する必要がある．

4.2.1 serial gatekeeping 構造

serial gatekeeping 構造は，「F_i に含まれるすべての帰無仮説を棄却したときのみ，F_{i+1} に含まれる帰無仮説の検定を行う」仮説構造のことである．F_i を F_{i+1} に対する serial gatekeeper という．例1では，「主要評価項目に関する治療効果が2つともで示されたときのみ，副次評価項目に関する治療効果の評価をラベルに反映するために行う」という意思決定に対応する仮説構造が serial gatekeeping 構造となる．このとき，$F_1=\{H_1, H_2\}$，$F_2=\{H_3, H_4\}$ と帰無仮説は分類される．検定の階層と順序は，

・H_1 と H_2 の検定を最初に行う

・H_1 と H_2 がともに棄却されたとき，H_3 と H_4 の検定を行う

となる（図 4.1）．図は「枠内の帰無仮説が棄却されたとき矢線が示す帰無仮説の検定を行う」ことを表現している．

serial gatekeeping 構造に対する gatekeeping 手順を serial gatekeeping 手

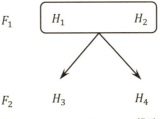

図 4.1 serial gatekeeping 構造

順（Bauer et al., 1998；Westfall and Krishen, 2001；4.3.5項）という．すべての F_i が1つの帰無仮説しか含まない場合，serial gatekeeping 手順は固定順序手順と一致する．また，serial gatekeeping 手順は，F_i を1つのまとまりとする逐次手順であるため，固定順序手順の拡張といえる．

4.2.2 parallel gatekeeping 構造

parallel gatekeeping 構造は，「F_i に含まれるいずれかの帰無仮説を1つでも棄却したとき，F_{i+1} に含まれる帰無仮説の検定を行う」仮説構造のことである．F_i を F_{i+1} に対する parallel gatekeeper という．例1では，「いずれかの主要評価項目に関する治療効果が示されれば，副次評価項目に関する治療効果の評価をラベルに反映するために行う」という意思決定に対応する仮説構造が parallel gatekeeping 構造となる．このとき，$F_1=\{H_1, H_2\}$，$F_2=\{H_3, H_4\}$ と帰無仮説は分類される．検定の階層と順序は，

・H_1 と H_2 の検定を最初に行う

・H_1 または H_2 のいずれかが棄却されたとき，H_3 と H_4 の検定を行う

となる（図4.2）．

parallel gatekeeping 構造に対する gatekeeping 手順を parallel gatekeeping 手順（Dmitrienko et al., 2003；4.3.5項）という．parallel gatekeeping 手順は，F_{i+1} が含む帰無仮説の検定に進む条件を緩めるように serial gatekeeping 手順を拡張したものといえる．serial gatekeeping 手順と parallel gatekeeping 手順では，検定の順序が異なるが，検定の階層（ファミリー）は同じである．例1において，QOLや有害事象に対する検定を解釈する際，無増悪生存期間

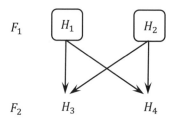

図4.2　parallel gatekeeping 構造

と全生存期間に対する検定がともに有意でなければいけないか,いずれかが有意であれば十分かは,対象とするがん種や薬剤の特徴によって異なる.

4.2.3 樹木構造

樹木構造 (tree structure) とは,serial rejection set (必ず棄却されているべき帰無仮説の集合) と parallel rejection set (いずれかが棄却されていればよい帰無仮説の集合) をすべての帰無仮説に対して定義することで表現される仮説構造のことである.2つの rejection set を説明するために,$F_1 = \{H_1, H_2, H_3\}$, $F_2 = \{H_4, H_5, H_6\}$ と帰無仮説を分類する例を用いる.H_1 と H_2 が H_4 の serial rejection set に含まれるとは,「H_1, H_2 ともに棄却された場合に H_4 を検定する」仮説構造を意味する (図 4.3 (a)).H_3 は F_1 に含まれるが,H_3 を棄却するかと H_4 を検定してよいかは関係ない.また,H_1 と H_2 が H_4 の parallel rejection set に含まれるとは,「H_1, H_2 のいずれかが棄却された場合に H_4 を検定する」仮説構造を意味する (図 4.3 (b)).serial rejection set と同様,H_3 と H_4 には関係がない.このように,ファミリー全体ではなく,ファミリーの一部の帰無仮説の集合に対して gatekeeper の考え方を適用したものが rejection set といえる.そのため,樹木構造に対する gatekeeping 手順 (tree gatekeeping 手順;Dmitrienko et al., 2007;2008a;4.3.5 項) は,serial gatekeeping 手順や parallel gatekeeping 手順を包含する.例において樹木構造を正しく構築するには,H_4 のみではなく,H_5, H_6 それぞれに関しても rejection set を規定する必要がある.

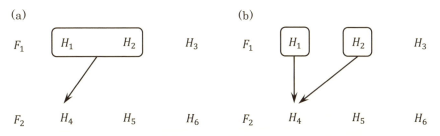

図 4.3 rejection set
(a) serial rejection set,(b) parallel rejection set.

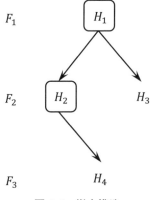

図 4.4 樹木構造

例 2 では,「高用量は低用量より治療効果があり,主要評価項目は副次評価項目より重要な評価項目である」ことを反映した意思決定に対応する仮説構造が樹木構造となる.このとき,$F_1=\{H_1\}$, $F_2=\{H_2, H_3\}$, $F_3=\{H_4\}$ と帰無仮説は分類される.検定の階層と順序は,

- H_1 の検定を最初に行う
- H_1 が棄却されたとき,H_2 と H_3 の検定を行う
- H_2 が棄却されたとき,H_4 の検定を行う

となる(図 4.4).図 4.4 における各帰無仮説の serial rejection set は,
$$H_1:\{\phi\},\ H_2:\{H_1\},\ H_3:\{H_1\},\ H_4:\{H_2\}$$
である.serial gatekeeping 構造と異なり,F_2 に含まれる H_3 を棄却しなくとも H_4 の検定に進める.また,F_2 に含まれる H_2 と H_3 のいずれかが棄却されることを条件としていない点が parallel gatekeeping 構造と異なる.

4.2.4 多枝構造

複数の仮説構造を同時に考慮する仮説構造を多枝(multiple branch)構造といい,複数の serial gatekeeping 構造をもつ仮説構造を指すことが多い.例 2 では,「用量間での治療効果の大小関係を想定せず,主要評価項目は副次評価項目より重要な評価項目である」ことを反映した意思決定に対応する仮説構

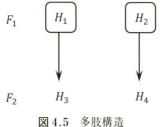

図 4.5　多肢構造

造が多枝構造となる．このとき，$F_1=\{H_1, H_2\}$，$F_2=\{H_3, H_4\}$ と帰無仮説は分類される．検定の階層と順序は，

- H_1 と H_2 の検定を最初に行う
- H_3 の検定は H_1 が棄却されたとき行う．H_4 の検定は H_2 が棄却されたとき行う

となる（図 4.5）．$H_1 \to H_3$ と $H_2 \to H_4$ の 2 つの serial gatekeeping 構造に分離できるため，図 4.5 は多枝構造である．また，図 4.1 や図 4.2 とファミリーの定義は同じであるが，gatekeeper ではなく，$H_3:\{H_1\}$，$H_4:\{H_2\}$ という rejection set を図 4.5 では考慮しているため，これらが異なる仮説構造であることがわかる．

4.3　gatekeeping 手順と mixture 手順

gatekeeping 手順と mixture 手順は，積仮説の検定で仮説構造を考慮する閉検定手順であるため，強い意味で FWER を望ましい水準（α 水準）以下に制御する．また，調整 p 値は閉検定手順に基づく計算（2.4.4 項）により求める．gatekeeping 手順は，仮説構造に対応して，serial gatekeeping 手順，parallel gatekeeping 手順，tree gatekeeping 手順が提案されている．mixture 手順は，より一般的な仮説構造に対処できる検定手順であり，多くの gatekeeping 手順を包含する．例えば，Bonferroni 検定を用いる gatekeeping 手順はすべて mixture 手順で表現できる．一方で，独立性条件（independence condition；4.3.2 項）を満たさない Simes 検定を用いる parallel gatekeeping 手順

(Dmitrienko et al., 2003) などは mixture 手順では表現できない.しかし,gatekeeping 手順の基本的な構造はすべて同じであるため,mixture 手順で表現できない gatekeeping 手順は Bonferroni 検定を用いる gatekeeping 手順の単純な拡張として理解すればよい.

本節では,gatekeeping 手順と mixture 手順の基本構造の理解のために,閉検定手順において仮説構造をどう考慮するかを最初に説明する.次に,Bonferroni 検定を用いる parallel gatekeeping 手順の例示から,独立性条件を概観し,gatekeeping 手順をまとめる.そして,一般的な仮説構造に対する mixture 手順,mixture 手順で用いられる分離可能な多重比較手順を説明する.最後に,4つの仮説構造に対する gatekeeping 手順と mixture 手順の関連を示す.

4.3.1 仮説構造と閉検定手順

閉検定手順において仮説構造を考慮するために,「閉検定手順における積仮説の検定は,積仮説を構成するすべての帰無仮説の情報ではなく,一部の帰無仮説の情報のみで行うことができる」ことを利用する.例えば,$I=\{1,2,3,4\}$ である積仮説 $H_I=\bigcap_{j\in I}H_j$ の検定を考える.このとき,H_1, H_2, H_3, H_4 のいずれかが誤っているという判断と H_I の棄却が同義であることから,H_1, H_2, H_3, H_4 の一部である H_1, H_2 のいずれかが誤っていると判断できれば H_I を棄却できる.よって,一部の帰無仮説の情報のみで積仮説を検定できるといえる.

どの帰無仮説の情報を積仮説の検定で用いるかは,仮説構造により規定される帰無仮説の検定可能性 (testability) から導かれる.仮説構造は,gatekeeping 手順における gatekeeper や rejection set,mixture 手順における制約関数 (restriction function;4.3.3項) と関連しており,ある帰無仮説を検定する際に棄却されているべき帰無仮説を規定している.検定可能性は,仮説構造における「棄却されているべき帰無仮説」が棄却されているかどうかで規定される.例えば,4.2.2項の parallel gatekeeping 構造の場合,H_1 または H_2 が棄却されていれば H_3 は検定可能性があるといえる.H_4 に関しても同様である.

検定可能性を考慮する積仮説の検定の例として、4.2.2 項の parallel gatekeeping 構造における、$I=\{1,2,3,4\}$ である積仮説 $H_I=\bigcap_{j\in I}H_j$ の検定を考える。このとき、parallel gatekeeping 手順では、H_I を $H_1\cap H_2$ により検定する。なぜなら、H_I が正しい（棄却されていない）場合、積仮説を構成する H_1 と H_2 は正しい（棄却されていない）ので、H_3 と H_4 は検定可能性がないからである。Bonferroni 検定により H_I を検定する場合、H_j に対する重みを $w_j(I)$ とすると、「$w_1(I)=w_2(I)=1/2$, $w_3(I)=w_4(I)=0$」とすることにより検定可能性を考慮する。より一般にいうと、gatekeeping 手順や mixture 手順では、積仮説の要素となっているほかの帰無仮説が正しい場合に検定可能である帰無仮説の情報を積仮説の検定に用いている。

しかし、仮説構造を閉検定手順で正しく考慮するためには、検定可能性を考慮するだけでなく、コンソナンス（2.4.4 項）がある閉検定手順であることが必要となる。コンソナンスがある場合、積仮説の棄却から帰無仮説の棄却を導く（ショートカットする）ことが可能となる。そのため、積仮説の検定において、「帰無仮説が正しいかどうか」と「帰無仮説が棄却されたかどうか」のいずれで検定可能性を考慮したとしても、仮説構造に対して一貫性がある検定手順を導くことができる。例えば、Bonferroni 検定を用いる gatekeeping 手順は、$j\in I\cap I'$ かつ $I'\subseteq I\subseteq\{1,\ldots,m\}$ に対して、$w_j(I)\leq w_j(I')$ と単調性条件を満たすような重みを用いるため、コンソナンスがある検定手順である。コンソナンスがない場合、検定可能性を考慮する閉検定手順だけでは仮説構造を正しく考慮することができないので、仮説構造を反映するように調整 p 値を修正する必要がある（Brechenmacher *et al.*, 2011）。

まとめると、検定可能性を積仮説の検定で考慮するコンソナンスがある閉検定手順を構成している検定手順が、gatekeeping 手順と mixture 手順ということである。

4.3.2 gatekeeping 手順

gatekeeping 手順の例として、4.2.2 項の例に対する、Bonferroni 検定を用いる parallel gatekeeping 手順の一つを表 4.1 に示す。$H_{1234}=H_1\cap H_2\cap H_3\cap H_4$,

表 4.1 独立性条件を満たさない parallel gatekeeping 手順における積仮説の検定

intersection hypothesis	restriction function				local p-value
	H_1	H_2	H_3	H_4	
H_{1234}	1	1	0	0	$p_{1234}=\min(p_1\div 1/2,\ p_2\div 1/2)$
H_{123}	1	1	0	(0)	$p_{123}=\min(p_1\div 1/2,\ p_2\div 1/2)$
H_{124}	1	1	(0)	0	$p_{124}=\min(p_1\div 1/2,\ p_2\div 1/2)$
H_{12}	1	1	(0)	(0)	$p_{12}=\min(p_1\div 1/2,\ p_2\div 1/2)$
H_{134}	1	(0)	1	1	$p_{134}=\min(p_1\div 3/4,\ p_3\div 1/8,\ p_4\div 1/8)$
H_{13}	1	(0)	1	(0)	$p_{13}=\min(p_1\div 3/4,\ p_3\div 1/4)$
H_{14}	1	(0)	(0)	1	$p_{14}=\min(p_1\div 3/4,\ p_4\div 1/4)$
H_1	1	(0)	(0)	(0)	p_1
H_{234}	(0)	1	1	1	$p_{234}=\min(p_2\div 3/4,\ p_3\div 1/8,\ p_4\div 1/8)$
H_{23}	(0)	1	1	(0)	$p_{23}=\min(p_2\div 3/4,\ p_3\div 1/4)$
H_{24}	(0)	1	(0)	1	$p_{24}=\min(p_2\div 3/4,\ p_4\div 1/4)$
H_2	(0)	1	(0)	(0)	p_2
H_{34}	(0)	(0)	1	1	$p_{34}=\min(p_3\div 1/2,\ p_4\div 1/2)$
H_3	(0)	(0)	1	(0)	p_3
H_4	(0)	(0)	(0)	1	p_4

$H_{jj'j''}=H_j\cap H_{j'}\cap H_{j''}$, $H_{jj'}=H_j\cap H_{j'}$ であり，$1\leq j\neq j'\neq j''\leq 4$ である．表の制約関数は，積仮説の要素である帰無仮説の検定可能性から定まる関数で，1 をとる帰無仮説の情報が積仮説の検定に用いられる．積仮説の要素ではない帰無仮説は最初から検定に関与しないため，(0) としている．表 4.1 の Bonferroni 検定の重みは単調性があり，H_1 と H_2 のいずれかが棄却されれば，H_3 と H_4 を検定する閉検定手順になっている．そのため，parallel gatekeeping 構造は適切に考慮されている．

表 4.1 の parallel gatekeeping 手順は独立性条件を満たしていない．なぜなら，p_3，p_4 が H_1 や H_2 の棄却に影響する可能性があるからである．例えば，H_{134} の検定において，

$$p_{134}=\min\left(p_1\div\frac{3}{4},\ p_3\div\frac{1}{8},\ p_4\div\frac{1}{8}\right)=p_3\div\frac{1}{8}\leq\alpha$$

となれば，p_3 が parallel gatekeeping 手順による H_1 の棄却に影響するのは明らかである．独立性条件とは，一般に「多重性調整の際，F_i に含まれる帰無仮説の棄却に $F_{i+1}, \ldots, F_n$ に含まれる帰無仮説の p 値や検定統計量が影響しない」ことをいう．

表 4.2 独立性条件を満たす parallel gatekeeping 手順における積仮説の検定

intersection hypothesis	restriction function				local p-value
	H_1	H_2	H_3	H_4	
H_{1234}	1	1	0	0	$p_{1234} = \min(p_1 \div 1/2, p_2 \div 1/2)$
H_{123}	1	1	0	(0)	$p_{123} = \min(p_1 \div 1/2, p_2 \div 1/2)$
H_{124}	1	1	(0)	0	$p_{124} = \min(p_1 \div 1/2, p_2 \div 1/2)$
H_{12}	1	1	(0)	(0)	$p_{12} = \min(p_1 \div 1/2, p_2 \div 1/2)$
H_{134}	1	(0)	1	1	$p_{134} = \min\begin{Bmatrix} (p_1 \div 3/4), \\ \min(p_3 \div 1/2, p_4 \div 1/2) \div 1/4 \end{Bmatrix}$
H_{13}	1	(0)	1	(0)	$p_{13} = \min\begin{Bmatrix} (p_1 \div 3/4), \\ (p_3 \div 1/4) \end{Bmatrix}$
H_{14}	1	(0)	(0)	1	$p_{14} = \min\begin{Bmatrix} (p_1 \div 3/4), \\ (p_4 \div 1/4) \end{Bmatrix}$
H_1	1	(0)	(0)	(0)	$p_1 \div 3/4$
H_{234}	(0)	1	1	1	$p_{234} = \min\begin{Bmatrix} (p_2 \div 3/4), \\ \min(p_3 \div 1/2, p_4 \div 1/2) \div 1/4 \end{Bmatrix}$
H_{23}	(0)	1	1	(0)	$p_{23} = \min\begin{Bmatrix} (p_2 \div 3/4), \\ (p_3 \div 1/4) \end{Bmatrix}$
H_{24}	(0)	1	(0)	1	$p_{24} = \min\begin{Bmatrix} (p_2 \div 3/4), \\ (p_4 \div 1/4) \end{Bmatrix}$
H_2	(0)	1	(0)	(0)	$p_2 \div 3/4$
H_{34}	(0)	(0)	1	1	$p_{34} = \min(p_3 \div 1/2, p_4 \div 1/2)$
H_3	(0)	(0)	1	(0)	p_3
H_4	(0)	(0)	(0)	1	p_4

独立性条件を満たすように表 4.1 を修正した parallel gatekeeping 手順を表 4.2 に示す．表 4.2 では mixture 手順による表現を用いているが，修正したのは H_1 と H_2 の検定のみである．この修正によって独立性条件が満たされるようになるのは，$p_1 \div 3/4 \leq \alpha$ により H_1 を棄却する際，H_{134} を $p_{134} = p_1 \div 3/4 \leq \alpha$ により棄却したと解釈できるからである．同様に，$p_1 \div 3/4 \leq \alpha$ が H_{13}, H_{14}, $p_2 \div 3/4 \leq \alpha$ が H_{234}, H_{23}, H_{24} の棄却を意味するので，p_3, p_4 が H_1 や H_2 の棄却に影響しないように修正されていることが示される．

本項で例示した parallel gatekeeping 手順と同様，すべての gatekeeping 手順は 4.3.1 項の考え方に基づいている．その考え方に基づいて gatekeeping 手順を構築するための提案は，Bonferroni 検定や Simes 検定の重み（Dmitrienko et al., 2003；2007；2008a；2008b），Dunnett 検定の棄却限界値（Dmitrienko et al., 2006）の設定に関するルールである．詳細に関してはそれぞれの論文を参照してほしい．Bonferroni 検定を用いる gatekeeping 手順であれば，グラフィカル接近法（4.4 節）により構築することもできる．

4.3.3 mixture 手順

mixture 手順は，"mixtures of multiple testing procedures" という意味をもつ検定手順である．一般的な仮説構造に対する mixture 手順は，

- F_i ごとに定義する I_i^* により H_I の検定で用いる情報を規定
- 閉検定手順に基づく多重比較手順を F_i に適用して $H_{I_i^*}$ を検定
- $H_{I_i^*}$ の検定結果を混合して H_I を検定

という考え方に基づいて閉検定手順を構成し直す検定手順である（Dmitrienko et al., 2013）．

H_J を検定する際に棄却されているべき帰無仮説が H_I の要素に含まれる場合は 0，含まれない場合は 1 をとる制約関数 $L_j(I)$ を用いて，I_i^* は，

$$I_i^* = \{j : L_j = 1, j \in I_i = I \cap M_i\}$$

と定義される．ただし，$I \subseteq M = \{1, \ldots, m\}$，$M_i = \{j : H_j \in F_i\}$ であり，$I_i = \phi$，$I_i^* = \phi$ となることもある．言い換えると，「いずれかの $H_{I_i^*}$ が誤っていると判断できれば，$H_{I_i^*}$ を要素にもつ H_I を棄却する」という検定を H_I の検定に用

表 4.3 Bonferroni 手順と Holm 手順の積仮説の検定

F_1 に Bonferroni 手順を適用する場合の積仮説の検定	
intersection hypothesis	local p-value
H_{12}	$p_{12} = \min(p_1 \div 1/2, p_2 \div 1/2)$
H_1	$p_1 \div 1/2$
H_2	$p_2 \div 1/2$

F_2 に Holm 手順を適用する場合の積仮説の検定	
intersection hypothesis	local p-value
H_{34}	$p_{34} = \min(p_3 \div 1/2, p_4 \div 1/2)$
H_3	p_3
H_4	p_4

いるのが mixture 手順ということになる.

mixture 手順を概説するために,4.2.2 項の parallel gatekeeping 構造を例とする.まず,H_1 または H_2 が棄却されれば H_3 と H_4 は検定可能であることから,各積仮説の制約関数を定める.H_{1234} の検定における制約関数は,

$L_1(\{1,2,3,4\})=1$, $L_2(\{1,2,3,4\})=1$, $L_3(\{1,2,3,4\})=0$, $L_4(\{1,2,3,4\})=0$

なので,$I_1^*=\{1,2\}$, $I_2^*=\{\phi\}$ となる.そのため,H_{1234} の検定では $H_{I_1^*}=H_{12}$ の検定結果を用いることになる.一方で,H_{134} の検定における制約関数は,

$L_1(\{1,3,4\})=1$, $L_3(\{1,3,4\})=1$, $L_4(\{1,3,4\})=1$

なので,$I_1^*=\{1\}$, $I_2^*=\{3,4\}$ となる.そのため,H_{134} の検定では $H_{I_1^*}=H_1$ の検定結果と $H_{I_2^*}=H_{34}$ の検定結果を用いることになる.ただし,H_{1234} と H_{134} の検定で用いる H_{12}, H_1, H_{34} の検定結果は,閉検定手順に基づく多重比較手順を F_1 と F_2 それぞれに適用した際に得られる検定結果を意味する.例えば,F_1 に Bonferroni 手順,F_2 に Holm 手順を適用した場合,表 4.3 の H_{12}, H_1, H_{34} の検定結果を H_{1234}, H_{134} の検定に用いることになる.つまり,H_{1234} の検定は $\min(p_1 \div 1/2, p_2 \div 1/2)$,$H_{134}$ の検定は $p_1 \div 1/2$ と $\min(p_3 \div 1/2, p_4 \div 1/2)$ を用いて検定するということである.このとき,H_{1234} の検定の p 値は $p_{1234} = \min(p_1 \div 1/2, p_2 \div 1/2)$,$H_{134}$ の検定の p 値は

$$p_{134} = \min\left(\frac{p_1 \div 1/2}{1}, \frac{\min(p_3 \div 1/2, p_4 \div 1/2)}{1/2}\right) \quad (4.1)$$

と H_1 の検定結果と H_{34} の検定結果を混合（mixture）することによって計算される．その他の積仮説も同様に検定することで，mixture 手順による検定を行うことができる．

一般に，mixture 手順における H_I の検定に対する p 値は，

$$p(I) = \min\left(\frac{p_1(I_1^*)}{c_1^*(I|\alpha)}, \ldots, \frac{p_n(I_n^*)}{c_n^*(I|\alpha)}\right)$$

と計算する（Dmitrienko et al., 2013）．$p_i(I_i^*)$ は $H_{I_i^*}$ の検定の p 値であり，閉検定手順に基づく多重比較手順を F_i に適用して求める．$I_i^* = \phi$ のときは $p_i(I_i^*) = 1$ である．$c_i^*(I|\alpha)$ は，

$$1 = c_1^*(I|\alpha) \geq c_2^*(I|\alpha) \geq \cdots \geq c_n^*(I|\alpha) \geq 0$$

という大小関係の制約条件と，H_I の検定における第 1 種の過誤確率の条件，

$$\Pr[p_i(I_i^*) \leq c_i^*(I|\alpha) \times \alpha \text{ for at least one } i=1,\ldots,n] \leq \alpha \quad (4.2)$$

を満たすように決める係数である．$p_i(I_i^*)$（または $p_i(I_i^*)$ の計算に用いる検定統計量）の同時分布から式（4.2）を満たす $c_i^*(I|\alpha)$ を求め，$p(I)$ を計算する方法を parametric mixing 関数という．$p_i(I_i^*)$ の同時分布が既知でない場合，Bonferroni の不等式を式（4.2）に適用して，

$$\sum_{i=1}^{n} \Pr[p_i(I_i^*) \leq c_i^*(I|\alpha) \times \alpha] \leq \alpha \quad (4.3)$$

を満たすように $c_i^*(I|\alpha)$ を決めればよい．式（4.3）を満たす $c_i^*(I|\alpha)$ を用いて，$p(I)$ を計算する方法を Bonferroni mixing 関数という．

$c_i^*(I|\alpha)$ の計算方法の一つに，過誤確率関数（error rate function）を用いる方法がある（Dmitrienko and Tamhane, 2013）．過誤確率関数は，

$$e(I|\alpha) = \sup \Pr\{\text{Reject at least one } H_j, j \in I | H_I\}$$

と定義され，「FWER が α 水準以下となるよう，ある多重比較手順により $\{H_j : j \in M'\}$ を検定する際，H_I が正しいもとで，少なくとも 1 つの $j \in I$ である H_j を棄却する確率の上界」を意味する．M' は，多重比較手順で検定するすべての帰無仮説に関するインデックスの集合である．過誤確率関数のいくつかは 4.3.4 項に示している．

mixture 手順では，閉検定手順に基づく多重比較手順を F_i に適用して $p_i(I_i^*)$ を求めるので，Bonferroni mixing 関数における $c_i^*(I|\alpha)$ は，
$$\Pr[p_i(I_i^*) \leq c_i^*(I|\alpha) \times \alpha] = c_i^*(I|\alpha) \times e_i(I_i^*|\alpha)$$
から計算できる．つまり，
$$c_i^*(I|\alpha) = c_{i-1}^*(I|\alpha) \times \left[1 - \frac{e_{i-1}(I_{i-1}^*|\alpha)}{\alpha}\right] = \prod_{k=1}^{i-1}\left[1 - \frac{e_k(I_k^*|\alpha)}{\alpha}\right]$$
と計算する．$I = \phi$ の場合，$e(\phi|\alpha)/\alpha = 0$ である．式 (4.1) の場合，$c_1^*(\{1,3,4\}|\alpha) = 1$，Bonferroni 手順における過誤確率関数が $e_1(\{1\}|\alpha) = \alpha/2$ であることから，
$$c_2^*(\{1,3,4\}|\alpha) = c_1^*(\{1,3,4\}|\alpha) \times \left[1 - \frac{e_1(\{1\}|\alpha)}{\alpha}\right] = 1 \times \left[1 - \frac{1}{2}\right] = \frac{1}{2}$$
を用いた計算となっている．

4.3.4　分離可能な多重比較手順と mixture 手順

mixture 手順で仮説構造を反映するには，閉検定手順に基づく多重比較手順の分離可能性（separability）を考慮する必要がある．分離可能性は，多重比較手順の過誤確率関数に関する特性のことで，
$$e(I|\alpha) < \alpha : I \subset M'$$
を満たすことをいう．分離可能性がない閉検定手順に基づく多重比較手順を F_i に適用した結果を利用する場合，mixture 手順は serial gatekeeping 構造 (4.2.1 項) しか扱うことができない．それ以外の仮説構造を扱う場合は，分離可能性がある閉検定手順に基づく多重比較手順を用いなければいけない．

分離可能性がある閉検定手順に基づく多重比較手順は，Bonferroni 手順，Dunnett 検定，切断（truncated）多重比較手順（Dmitrienko et al., 2008b；Brechenmacher et al., 2011）などが該当する．一方で，分離可能性がないものは，Holm 手順，Hochberg 手順，Hommel 手順，ステップダウン Dunnett 検定などが該当する．

切断多重比較手順の一つである切断 Holm 手順は，j 番目に小さい（未調整）p 値に関する帰無仮説の検定で用いる調整有意水準を
$$\left[\frac{\gamma}{m-j+1} + \frac{1-\gamma}{m}\right] \times \alpha$$

とし，Holm 手順と同じ手順で検定を行う検定手順である．ただし，m は帰無仮説の数，γ は切断係数（truncation parameter）である．切断 Holm 手順は Bonferroni 手順と Holm 手順の混成であり，切断係数は混成割合として解釈できる．例えば，$\gamma=0$ としたときの調整有意水準は α/m であり，Bonferroni 手順となる．また，$\gamma=1$ としたときの調整有意水準は $\alpha/(m-j+1)$ であり，Holm 手順となる．2つの帰無仮説に対する $\gamma=0.5$ の切断 Holm 手順は表 4.6（4.3.5 項）を参照してほしい．切断多重比較手順はそのほかに，切断 Hochberg 手順，切断 Hommel 手順，切断 Dunnett 検定がある（Dmitrienko et al., 2008b；Brechenmacher et al., 2011）．

Bonferroni 手順，Holm 手順，切断 Holm 手順の分離可能性について，H_1 と H_2 を検定する場合を例に説明する．Bonferroni 手順を用いる場合，H_1 は $p_1 \leq \alpha/2$ で検定されるので，$e(\{1\}|\alpha)=\alpha/2$ となる．$\gamma=0.5$ の切断 Holm 手順を用いる場合，H_1 は $p_1 \leq \alpha/2$ または $p_1 \leq 3\alpha/4$ で検定されるので，$e(\{1\}|\alpha)=3\alpha/4$ となる．Holm 手順を用いる場合，H_1 は $p_1 \leq \alpha/2$ または $p_1 \leq \alpha$ で検定されるので，$e(\{1\}|\alpha)=\alpha$ となる．そのため，Holm 手順のみ分離可能性がないことがわかる．

4.3.5　仮説構造に対する gatekeeping 手順と mixture 手順

4.2.1 項の仮説構造に Bonferroni 検定を用いる serial gatekeeping 手順を適用する場合，積仮説の検定は表 4.4 に示すようになる．例 1（4.2 節）において，H_1 と H_2 に対する検出力や臨床的意義の違いを考慮する場合は，Bonferroni 検定の代わりに重み付き Bonferroni 検定を用いればよい．

H_1 と H_2 がともに棄却されたときに H_3 と H_4 は検定可能であるため，H_{1234} の検定における制約関数は，

$$L_1(\{1,2,3,4\})=1, \quad L_2(\{1,2,3,4\})=1, \quad L_3(\{1,2,3,4\})=0, \quad L_4(\{1,2,3,4\})=0$$

となる．H_1 か H_2 を要素とする積仮説における制約関数も同様に定義される．H_{34} の検定では，

$$L_3(\{3,4\})=1, \quad L_4(\{3,4\})=1$$

となり，H_1 と H_2 を要素に含まない（H_3 と H_4 が検定可能である）ことが反

4.3 gatekeeping 手順と mixture 手順

表 4.4 serial gatekeeping 手順における積仮説の検定

intersection hypothesis	restriction function				local p-value
	H_1	H_2	H_3	H_4	
H_{1234}	1	1	0	0	$p_{1234} = \min(p_1 \div 1/2, p_2 \div 1/2)$
H_{123}	1	1	0	(0)	$p_{123} = \min(p_1 \div 1/2, p_2 \div 1/2)$
H_{124}	1	1	(0)	0	$p_{124} = \min(p_1 \div 1/2, p_2 \div 1/2)$
H_{12}	1	1	(0)	(0)	$p_{12} = \min(p_1 \div 1/2, p_2 \div 1/2)$
H_{134}	1	(0)	0	0	$p_{134} = p_1$
H_{13}	1	(0)	0	(0)	$p_{13} = p_1$
H_{14}	1	(0)	(0)	0	$p_{14} = p_1$
H_1	1	(0)	(0)	(0)	p_1
H_{234}	(0)	1	0	0	$p_{234} = p_2$
H_{23}	(0)	1	0	(0)	$p_{23} = p_2$
H_{24}	(0)	1	(0)	0	$p_{24} = p_2$
H_2	(0)	1	(0)	(0)	p_2
H_{34}	(0)	(0)	1	1	$p_{34} = \min(p_3 \div 1/2, p_4 \div 1/2)$
H_3	(0)	(0)	1	(0)	p_3
H_4	(0)	(0)	(0)	1	p_4

映される.

表 4.4 に示したすべての積仮説の検定は,表 4.5 に示す,F_i に含まれる帰無仮説に Holm 手順を適用した結果を用いて表現できることは明らかである.つまり,Bonferroni 検定を用いる serial gatekeeping 手順は Holm 手順を用いる mixture 手順と一致する.

serial gatekeeping 手順を mixture 手順により一般化するため,n 個のファミリーとそれぞれに含まれる帰無仮説を次のように定義する.

$$F_1 = \{H_1, \ldots, H_{m_1}\}, \ldots,$$
$$F_i = \{H_{\sum_{k=1}^{i-1} m_k + 1}, \ldots, H_{\sum_{k=1}^{i-1} m_k + m_i}\}, \ldots,$$
$$F_n = \{H_{\sum_{k=1}^{n-1} m_k + 1}, \ldots, H_{\sum_{k=1}^{n-1} m_k + m_n}\}$$

ただし,m_i は F_i に含まれる帰無仮説の数である.また,Holm 手順などの多

表 4.5 Holm 手順の積仮説の検定

F_1 に Holm 手順を適用する場合の積仮説の検定

intersection hypothesis	local p-value
H_{12}	$p_{12}=\min(p_1 \div 1/2, p_2 \div 1/2)$
H_1	p_1
H_2	p_2

F_2 に Holm 手順を適用する場合の積仮説の検定

intersection hypothesis	local p-value
H_{34}	$p_{34}=\min(p_3 \div 1/2, p_4 \div 1/2)$
H_3	p_3
H_4	p_4

重比較手順を F_i に適用して求めた H_j の調整 p 値を p'_j とする．このとき，serial gatekeeping 手順を適用した際の H_j の調整 p 値は，

$$\tilde{p}_j = \max(p_1^*, \ldots, p_{i-1}^*, p'_j : p_l^* = \max(p'_{\Sigma_{k=1}^{l-1} m_k + 1}, \ldots, p'_{\Sigma_{k=1}^{l-1} m_k + m_l}), l = 1, \ldots, i-1)$$

と定義される．F_{i-1} に含まれる帰無仮説の調整 p 値がすべて α 以下でないと F_i に含まれる帰無仮説の調整 p 値が α 以下とならないことから，serial gatekeeping 構造が成立していることがわかる．

4.2.2 項の仮説構造に Bonferroni 検定を用いる parallel gatekeeping 手順を適用する場合，独立性条件を満たさない積仮説の検定は表 4.1，独立性条件を満たす積仮説の検定は表 4.2 のようになる．制約関数は，独立性条件にかかわらず，H_1 または H_2 が棄却されたとき H_3 と H_4 が検定可能であることから定義する．serial gatekeeping 手順と同様，重み付き Bonferroni 検定を用いれば検出力や臨床的意義の違いを考慮することができる．

表 4.2 に示したすべての積仮説の検定は，表 4.6 に示す，F_1 に $\gamma=0.5$ の切断 Holm 手順，F_2 に Holm 手順を適用した結果を用いて表現できる．例えば，$p_{134} = \min\{(p_1 \div 3/4), \min(p_3 \div 1/2, p_4 \div 1/2) \div 1/4\}$ では，

$$c_2^*(\{1,3,4\}|\alpha) = 1 \times \left(1 - \frac{3}{4}\right) = \frac{1}{4}$$

と，表 4.6 の H_1 と H_{34} の検定結果を用いている．つまり，独立性条件を満た

4.3 gatekeeping 手順と mixture 手順

表 4.6 切断 Holm 手順と Holm 手順の積仮説の検定

F_1 に $\gamma=0.5$ の切断 Holm 手順を適用する場合の積仮説の検定

intersection hypothesis	local p-value
H_{12}	$p_{12}=\min(p_1\div 1/2, p_2\div 1/2)$
H_1	$p_1\div 3/4$
H_2	$p_2\div 3/4$

F_2 に Holm 手順を適用する場合の積仮説の検定

intersection hypothesis	local p-value
H_{34}	$p_{34}=\min(p_3\div 1/2, p_4\div 1/2)$
H_3	p_3
H_4	p_4

す Bonferroni 検定を用いる parallel gatekeeping 手順は切断 Holm 手順と Holm 手順を用いる mixture 手順と一致する．$\gamma=1$ の切断 Holm 手順は Holm 手順となるため，検定手順として，parallel gatekeeping 手順が serial gatekeeping 手順を含んでいることがわかる．独立性条件を満たさない場合，再検定を伴うように mixture 手順を変更する必要がある（Dmitrienko and Tamhane, 2011）．mixture 手順により parallel gatekeeping 手順を一般化する場合，制約関数を用いないで表現することも可能である（Dmitrienko et al., 2013）．

4.2.3 項の仮説構造に Bonferroni 検定を用いる tree gatekeeping 手順を適用する場合，積仮説の検定は表 4.7 のようになる．H_1 が棄却されたとき H_2 と H_3，H_2 が棄却されたとき H_4 が検定可能である．そのため，H_{1234} の検定における制約関数は，

$$L_1(\{1,2,3,4\})=1, \quad L_2(\{1,2,3,4\})=0, \quad L_3(\{1,2,3,4\})=0, \quad L_4(\{1,2,3,4\})=0$$

となる．一方で，H_{14} の検定では，

$$L_1(\{1,4\})=1, \quad L_4(\{1,4\})=0$$

となる．なぜなら，H_1 が棄却されなければ H_2 は検定可能ではないので，H_4 も検定可能ではないからである．H_4 の serial rejection set には H_2 しか含まれていない（4.2.3 項）ので，rejection set から制約関数を定義する際は注意が必要である．表 4.7 に示したすべての積仮説の検定は，F_2 に Bonferroni 手順

表 4.7 樹木構造に対する mixture 手順おける積仮説の検定

intersection hypothesis	restriction function				local p-value
	H_1	H_2	H_3	H_4	
H_{1234}	1	0	0	0	$p_{1234}=p_1$
H_{123}	1	0	0	(0)	$p_{123}=p_1$
H_{124}	1	0	(0)	0	$p_{124}=p_1$
H_{12}	1	0	(0)	(0)	$p_{12}=p_1$
H_{134}	1	(0)	0	0	$p_{134}=p_1$
H_{13}	1	(0)	0	(0)	$p_{13}=p_1$
H_{14}	1	(0)	(0)	0	$p_{14}=p_1$
H_1	1	(0)	(0)	(0)	p_1
H_{234}	(0)	1	1	0	$p_{234}=\min(p_2\div 1/2, p_3\div 1/2)$
H_{23}	(0)	1	1	(0)	$p_{23}=\min(p_2\div 1/2, p_3\div 1/2)$
H_{24}	(0)	1	(0)	0	$p_{24}=p_2\div 1/2$
H_2	(0)	1	(0)	(0)	$p_2\div 1/2$
H_{34}	(0)	(0)	1	1	$p_{34}=\min(p_3\div 1/2, p_4\div 1/2)$
H_3	(0)	(0)	1	(0)	$p_3\div 1/2$
H_4	(0)	(0)	(0)	1	p_4

を適用した結果を用いた mixture 手順により表現できる.

4.2.4 項の仮説構造では,高用量と低用量に関する仮説構造を検定手順で同時に考慮することで,検定統計量の同時分布を積仮説の検定に用いることができる.そのため,Bonferroni 検定に基づく gatekeeping 手順より検出力が高い検定手順を構築できる.例えば,Dunnett 検定を用いる mixture 手順を適用する場合,積仮説の検定は表 4.8 のようになる.制約関数は,H_1 が棄却されたとき H_3,H_2 が棄却されたとき H_4 が検定可能であることから定義されている.t_j は H_j の検定に対する t 統計量(Dunnett 検定統計量;3.4.3 項)である.c_1 は,

$$\Pr[t_1 \geq c_1 \text{ or } t_2 \geq c_1] \leq \alpha$$

を満たす棄却限界値で,Dunnett 検定で用いる棄却限界値と同じである.また,c_2 は,

表4.8 多枝構造に対するmixture手順における積仮説の検定

intersection hypothesis	restriction function				global test
	H_1	H_2	H_3	H_4	
H_{1234}	1	1	0	0	$t_1 \geq c_1$ or $t_2 \geq c_1$
H_{123}	1	1	0	(0)	$t_1 \geq c_1$ or $t_2 \geq c_1$
H_{124}	1	1	(0)	0	$t_1 \geq c_1$ or $t_2 \geq c_1$
H_{12}	1	1	(0)	(0)	$t_1 \geq c_1$ or $t_2 \geq c_1$
H_{134}	1	(0)	0	1	$t_1 \geq c_1$ or $t_4 \geq c_2$
H_{13}	1	(0)	0	(0)	$t_1 \geq c_1$
H_{14}	1	(0)	(0)	1	$t_1 \geq c_1$ or $t_4 \geq c_2$
H_1	1	(0)	(0)	(0)	$t_1 \geq c_1$
H_{234}	(0)	1	1	0	$t_2 \geq c_1$ or $t_3 \geq c_2$
H_{23}	(0)	1	1	(0)	$t_2 \geq c_1$ or $t_3 \geq c_2$
H_{24}	(0)	1	(0)	0	$t_2 \geq c_1$
H_2	(0)	1	(0)	(0)	$t_2 \geq c_1$
H_{34}	(0)	(0)	1	1	$t_3 \geq c_1$ or $t_4 \geq c_1$
H_3	(0)	(0)	1	(0)	$t_3 \geq c_3$
H_4	(0)	(0)	(0)	1	$t_4 \geq c_3$

$$\Pr[t_1 \geq c_1 \text{ or } t_4 \geq c_2] \leq \alpha$$

を満たす棄却限界値である．c_2 を用いる mixture 手順は独立性条件を満たす．主要評価項目と副次評価項目の同時分布がわからない場合は，Bonferroni の不等式を用いて c_2 を計算すればよい．c_3 は $\Pr[t_3 \geq c_3] \leq \alpha$ を満たす棄却限界値で，t 検定で用いる棄却限界値と同じである．c_1, c_2, c_3 を用いることにより，$H_1 \to H_3$ を $\alpha/2$, $H_2 \to H_4$ を $\alpha/2$ と Bonferroni 流の調整を伴う 2 つの serial gatekeeping 手順として各々を検定するよりも検出力が高くなる．

4.3.6 プログラム

4.2 節の例 1 における帰無仮説の検定の p 値が，$p_1=0.01$, $p_2=0.1$, $p_3=0.003$, $p_4=0.2$ であったとする．このとき，表 4.2 の parallel gatekeeping 手順を実行する．`Mediana` パッケージを用いた R プログラムは以下である．

◆ Mediana パッケージによる parallel gatekeeping 手順

```
> library(Mediana)
> rawp <- c(0.01, 0.1, 0.003, 0.2)
> family = families(family1 = c(1, 2), family2 = c(3, 4))
> proc = families(family1 = "HolmAdj", family2 = "HolmAdj")
> gamma = families(family1 = 0.5, family2 = 1)
> adjustp = AdjustPvalues(
+ rawp,
+ proc = "ParallelGatekeepingAdj",
+ par = parameters(family = family, proc = proc, gamma = gamma))
```

Mediana パッケージでは mixture 手順により gatekeeping 手順が実行されるため，指定するベクトルや引数は mixture 手順の用語が使われる．adjustp ベクトルに parallel gatekeeping 手順を適用した場合の調整 p 値が格納される．

SAS で gatekeeping 手順や mixture 手順を実行するには，%MixGate マクロを用いる必要がある．詳細は Dmitrienko and Koch（2017）を参照してほしい．

4.4 グラフィカル接近法

グラフィカル接近法とは，帰無仮説をある順番で検定する順次棄却手順（sequentially rejective multiple testing procedure）を視覚的に表現する方法のことである．頂点（vertex または node）となる帰無仮説（H_j）を矢線（one-headed arrows；→）で結んだグラフが用いられ，例えば，4つの帰無仮説を検定する場合の固定順序手順（3.3.4 項）をグラフィカル接近法により表すと図 4.6 のようになる．グラフは固定順序手順のステップ 1 における調整有意水準とステップ間での調整有意水準の関係を表している．その他，Holm 手順（3.3.3 項），fallback 手順（3.3.5 項），gatekeeping 手順（4.3.2 項）などがグラフで表現可能な順次棄却手順としてよく知られている．

グラフィカル接近法が表現する順次棄却手順は閉検定手順のショートカット手順（3.3.1 項）から導かれる．反対に，適切に構築されるグラフから閉検定

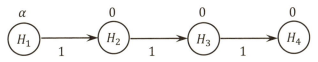

図4.6 グラフィカル接近法による固定順序手順の表現

手順に基づく順次棄却手順を導くこともできる．つまり，グラフに関連する順次棄却手順は FWER を強い意味で α 水準以下に制御する．検定手順の表現や構築にグラフを用いることは，統計学あるいは生物統計学を専門としない臨床試験に携わる研究者が検定手順を理解することを助け，臨床的知見を反映する検定手順の検討を行いやすくする．

本節では，ショートカット手順のグラフ化とグラフィカル接近法による順次棄却手順の構築方法を説明する（Bretz et al., 2009a）．その他のグラフィカル接近法は Bretz et al.（2011b）や Maurer and Bretz（2013）を参照してほしい．4つの帰無仮説を検定する場合の固定順序手順を例にショートカット手順とグラフの関係を説明し，Holm 手順に関するショートカット手順のグラフを導く．また，グラフィカル接近法による順次棄却手順の構築方法と利用方法を説明し，最後にグラフの拡張と検定手順の特徴について述べる．

4.4.1 ショートカット手順のグラフ化

帰無仮説 $H_1, \ldots, H_m$ に対してショートカット手順を適用する際，積仮説 $H_I = \bigcap_{j \in I} H_j$ の検定には，単調性条件を満たす Bonferroni 検定を利用する（3.3.1 項）．I は H_j のインデックスに関する集合で，$I \subseteq M = \{1, \ldots, m\}$ である．$w_j(I)$ を H_I の検定における H_j に対する重みとすると，Bonferroni 検定における H_j に対する局所有意水準は $\alpha_j(I) = \alpha \times w_j(I)$ となる．この局所有意水準を利用して，各ステップでは1つの帰無仮説のみを検定する Bonferroni 手順の逐次的な適用，という形でショートカット手順を表現することができる．

H_j に対する p 値を p_j，Bonferroni 手順における H_j に対する調整有意水準を α_j とすると，ショートカット手順は以下のように再構築できる．

ステップ1. $R=\phi$ とする.
ステップ2. $j\in I=M\setminus R$ である H_j に対する $\alpha_j(I)$ を α_j とする.
ステップ3. $k=\text{aug min}_{j\in I}\, p_j/\alpha_j$ を求める.
ステップ4. $p_k\leq\alpha_k$ ならば,H_k を棄却し,k を R に含めて,ステップ2に戻る. そうでなければ,手順を終了する.

ステップ2~4は,「$j'\in R$ である $H_{j'}$,$j\in I=M\setminus R$ である H_j と α_j を図示し,p_j と図示した α_j から $k=\text{aug min}_{j\in I}\, p_j/\alpha_j$ を求め,$p_k\leq\alpha_k$ ならば H_k を棄却」という形でグラフを用いて実行できる.

ショートカット手順の図示の例として,H_1,H_2,H_3,H_4 の順に検定を行う固定順序手順の各ステップをグラフ化する.対応する Bonferroni 検定に基づく閉検定手順の局所有意水準を表4.9に示す.固定順序手順の特徴から,H_{1234},H_{234},H_{34},H_4 の検定を用いるショートカット手順が,固定順序手順のステップ1,2,3,4に対応する.表4.9の積仮説の検定の局所有意水準に対応する調整有意水準を用いて,帰無仮説とともに固定順序手順の各ステップを図示すると図4.7のようになる.

表4.9 固定順序手順における Bonferroni 検定の局所有意水準

intersection hypothesis	local significance level			
	H_1	H_2	H_3	H_4
H_{1234}	α	0	0	0
H_{123}	α	0	0	0
H_{124}	α	0	0	0
H_{12}	α	0	0	0
H_{134}	α	0	0	0
H_{13}	α	0	0	0
H_{14}	α	0	0	0
H_1	α	0	0	0
H_{234}	0	α	0	0
H_{23}	0	α	0	0
H_{24}	0	α	0	0
H_2	0	α	0	0
H_{34}	0	0	α	0
H_3	0	0	α	0
H_4	0	0	0	α

4.4 グラフィカル接近法

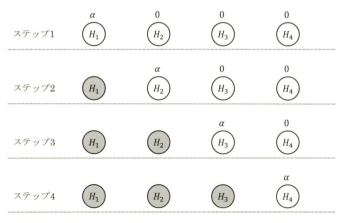

図 4.7 固定順序手順のショートカット手順とグラフ

円に囲まれた帰無仮説のうち，灰色に塗り潰されたものが棄却された帰無仮説を意味する．帰無仮説の上に書かれた値が調整有意水準であり，これを用いて，「$k = \arg\min_{j \in I} p_j / \alpha_j$ を求め，$p_k \leq \alpha_k$ ならば H_k を棄却」の判断を行う．

図 4.7 は，ショートカット手順のステップ 4 の「k を R に含めて，ステップ 2 に戻る」という部分が含まれていない．つまり，図 4.7 の各ステップ間でどうグラフが更新（アップデート）されるかが表現できていないということである．グラフの更新を含めてショートカット手順をグラフ化するうえで重要な要素は，あるステップで用いる調整有意水準と次ステップで用いる調整有意水準の関係である．$k \in I$，$I' = I \setminus \{k\}$，$l \in I' \subset I$ とすると，単調性条件から，$\alpha_l(I') - \alpha_l(I) \geq 0$ である．この局所有意水準の差分を

$$\alpha_l(I') - \alpha_l(I) = \alpha_k(I) \times g_{kl}$$

と表すことができれば，ステップ間の調整有意水準の関係がグラフで表現可能となる．つまり，グラフの更新の図示とは，「棄却された帰無仮説の調整有意水準を棄却されていない帰無仮説にどれだけ配分するかを H_k から H_l へ向かう矢線に g_{kl} を表示することにより表現すること」である．これによって，次ステップの検定がグラフから導出され，ショートカット手順の流れが視覚化される．g_{kl} は $\sum_{j \in I'} \alpha_j(I) \leq \sum_{j \in I} \alpha_j(I)$ であれば必ず存在し，多くの順次棄却手順で

定義可能である．

図 4.7 の各ステップの調整有意水準に注目すると，ステップ 1 からステップ 2 では $H_1 \rightarrow H_2$ に 1 (100%)，ステップ 2 からステップ 3 では $H_2 \rightarrow H_3$ に 1，ステップ 3 からステップ 4 では $H_3 \rightarrow H_4$ に 1 の割合で α が移動していることがわかる．これは「H_j が棄却された場合，H_{j+1} に 1 の割合で調整有意水準を配分する」ことを意味しており，固定順序手順の構成と直観的に一致する調整有意水準の配分になっている．固定順序手順の場合，ステップ間の調整有意水準の配分が検定結果に依存して変化することはないため，$g_{12}=g_{23}=g_{34}=1$，それ以外の $j, j' \in M = \{1, 2, 3, 4\}$ に対する $g_{jj'}$ は 0 とおく．図 4.7 と $g_{jj'}$ を 1 つのグラフでまとめて図示すると図 4.6 になり，グラフィカル接近法による固定順序手順の表現となる．ただし，$g_{jj'}=0$ の場合は矢線を省略している．

図 4.6 で H_1 を棄却する場合，図 4.6 は図 4.8 のように更新される（固定順序手順のステップ 2）．実際に図 4.6 を用いて調整有意水準を更新すると，

$$\alpha_2 \rightarrow \alpha_2 + \alpha_1 \times g_{12} = 0 + \alpha \times 1 = \alpha$$
$$\alpha_3 \rightarrow \alpha_3 + \alpha_1 \times g_{13} = 0 + 0 \times 1 = 0$$
$$\alpha_4 \rightarrow \alpha_4 + \alpha_1 \times g_{14} = 0 + 0 \times 1 = 0$$

となり，図 4.8 と一致する．このとき，$k \in I \subseteq M$，$I' = I \setminus \{k\}$，$l, l' \in I'$，$l \neq l'$ に対し，$g_{ll'}$ も同時に更新されている点に注意が必要である．図 4.8 の $g_{ll'}$ は

$$g_{23} \rightarrow \frac{g_{23} + g_{21}g_{13}}{1 - g_{12}g_{21}} = \frac{1 + 0 \times 0}{1 - 1 \times 0} = 1$$

$$g_{34} \rightarrow \frac{g_{34} + g_{31}g_{14}}{1 - g_{13}g_{31}} = \frac{1 + 0 \times 0}{1 - 1 \times 0} = 1$$

という計算により更新されているが，これらは更新前の値と同じである．

多くのショートカット手順で，ステップ間の調整有意水準の配分割合は異なるため，グラフ（矢線）の $g_{ll'}$ も更新しなければならない（例えば 4.4.2 項）．

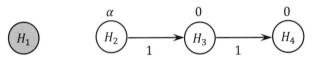

図 4.8　H_1 を棄却した場合の固定順序手順を表すグラフ

$g_{ll'}$ は積仮説の検定における局所有意水準の設定に依存するため,更新ルールを一意に表現できるとは限らない.しかし,多くの順次棄却手順で,$k \in I \subseteq M$, $I' = I \setminus \{k\}$, $l, l' \in I'$, $l \neq l'$ に対し,

$$g_{ll'} \to \frac{g_{ll'} + g_{lk}g_{kl'}}{1 - g_{lk}g_{kl}} \tag{4.4}$$

と $g_{ll'}$ の更新ルールを規定することができる.式 (4.4) を1つのグラフで表現するには,いずれの帰無仮説も棄却されていない状態の (初期) グラフにおいて,α_j の配分割合を $j' \in M \setminus \{j\}$ であるすべての $H_{j'}$ に対して規定すればよい.

まとめると,グラフィカル接近法は,H_j (帰無仮説),α_j (H_j に割り当てられる調整有意水準),$g_{jj'}$ (H_j が棄却される場合の α_j の $H_{j'}$ への配分割合) の3つの要素から,「各ステップの検定」と「次ステップの検定の導出」をグラフで表す方法である.グラフの最初の α_j は包括帰無仮説 $H_M = \bigcap_{j \in M} H_j$ に対する局所有意水準によって規定される.次ステップで用いる α_l は g_{kl} によって規定され,

$$\alpha_l \to \alpha_l + \alpha_k \times g_{kl}$$

が調整有意水準の更新ルールである.$g_{ll'}$ の更新ルールは式 (4.4) である.

4.4.2 Holm 手順とグラフィカル接近法

H_1, H_2, H_3, H_4 を検定する際の Holm 手順に対応する,Bonferroni 検定に基づく閉検定手順の局所有意水準を表 4.10 に示す.Holm 手順のステップ1に対応する,H_{1234} の検定を用いるショートカット手順の調整有意水準を図示すると図 4.9 のようになる.

Holm 手順のステップ2に対しては,ステップ1でどの帰無仮説が棄却されるかによって,図 4.10 のように4通りのグラフが考えられる.図 4.10 の (a),(b),(c),(d) はそれぞれショートカット手順における H_{234}, H_{134}, H_{124}, H_{123} の検定に対応する.図 4.10 のいずれも,「H_j が棄却された場合,H_j 以外の帰無仮説に 1/3 の割合で調整有意水準を配分する」ように図 4.9 から更新されていることを踏まえると,グラフィカル接近法により表現される Holm 手順の初期のグラフは図 4.11 になる.

表 4.10 Holm 手順における Bonferroni 検定の局所有意水準

intersection hypothesis	local significance level			
	H_1	H_2	H_3	H_4
H_{1234}	$\alpha/4$	$\alpha/4$	$\alpha/4$	$\alpha/4$
H_{123}	$\alpha/3$	$\alpha/3$	$\alpha/3$	0
H_{124}	$\alpha/3$	$\alpha/3$	0	$\alpha/3$
H_{12}	$\alpha/2$	$\alpha/2$	0	0
H_{134}	$\alpha/3$	0	$\alpha/3$	$\alpha/3$
H_{13}	$\alpha/2$	0	$\alpha/2$	0
H_{14}	$\alpha/2$	0	0	$\alpha/2$
H_1	α	0	0	0
H_{234}	0	$\alpha/3$	$\alpha/3$	$\alpha/3$
H_{23}	0	$\alpha/2$	$\alpha/2$	0
H_{24}	0	$\alpha/2$	0	$\alpha/2$
H_2	0	α	0	0
H_{34}	0	0	$\alpha/2$	$\alpha/2$
H_3	0	0	α	0
H_4	0	0	0	α

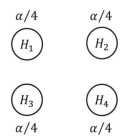

図 4.9 Holm 手順のステップ 1 とグラフ

Holm 手順の各ステップと次ステップの導出を表すグラフは，図 4.11 から導くことが可能である．例えば，ステップ 1 で H_1 が棄却される場合のステップ 3 のグラフは，図 4.12 のように 3 通りが考えられる．図 4.10（a）と図 4.12 の関係は，「H_j が棄却された場合，H_j 以外の帰無仮説に 1/2 の割合で調整有意水準を配分する」となっている．H_1 の棄却，図 4.10（a）と図 4.12 の関係をまとめると図 4.13 のようになる．一方で，図 4.11 から α_2 を更新すると，

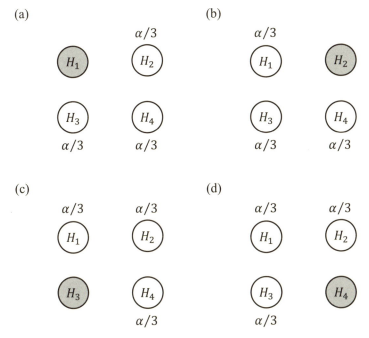

図 4.10 Holm 手順のステップ 2 とグラフ
(a) ステップ 1 で H_1 を棄却．(b) ステップ 1 で H_2 を棄却．
(c) ステップ 1 で H_3 を棄却．(d) ステップ 1 で H_4 を棄却．

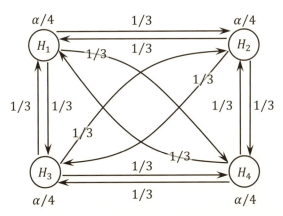

図 4.11 グラフィカル接近法による Holm 手順の表現

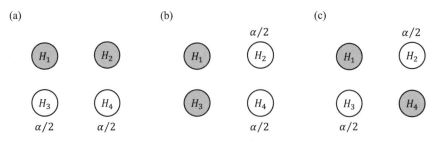

図 4.12 Holm 手順のステップ 3 とグラフ（ステップ 1 で H_1 を棄却）
(a) ステップ 2 で H_2 を棄却, (b) ステップ 2 で H_3 を棄却, (c) ステップ 2 で H_4 を棄却.

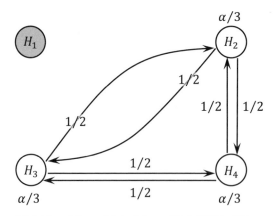

図 4.13 ステップ 2 とステップ 3 の関係のグラフ

$$\alpha_2 \to \alpha_2 + \alpha_1 \times g_{12} = \frac{\alpha}{4} + \frac{\alpha}{4} \times \frac{1}{3} = \frac{\alpha}{3}$$

となる. 同様に, $\alpha_3 \to \alpha/3$, $\alpha_4 \to \alpha/3$ となる. g_{23} は,

$$g_{23} \to \frac{g_{23} + g_{21}g_{13}}{1 - g_{12}g_{21}} = \frac{1/3 + 1/3 \times 1/3}{1 - 1/3 \times 1/3} = \frac{1}{2}$$

と更新され, $g_{24} \to 1/2$, $g_{34} \to 1/2$, $g_{32} \to 1/2$, $g_{42} \to 1/2$, $g_{43} \to 1/2$ となる. よって, 図 4.11 から導くステップ 2 と配分割合のグラフは図 4.13 と一致する. 以降のステップについても同様である.

Holm 手順に対するグラフでは $g_{jj'}$ が更新されるため, 固定順序手順とは異

なり，グラフの構築は手順に対して直観的でない．一般には，「H_j に α/m を割り当て，H_j 以外の帰無仮説に $1/(m-1)$ の割合で調整有意水準を配分する」よう初期グラフを設定すると，$H_1, \ldots, H_m$ を検定する際に用いる Holm 手順と対応する．グラフは，事前に検定の順番を決めない，すべての検定を等しく扱う，帰無仮説間に特別な関係を想定しない，という Holm 手順の特徴を反映している．

4.4.3　グラフィカル接近法による順次棄却手順の構成と利用

グラフィカル接近法はグラフの構築から $H_1, \ldots, H_m$ の検定に用いる順次棄却手順を導く際にも用いられる．グラフを構築する際は，

(1) $H_1, \ldots, H_m$ に対する $\alpha_1, \ldots, \alpha_m$ の割り当て

(2) $j, j' \in M$ かつ $j \neq j'$ である H_j から $H_{j'}$ への α_j の配分割合（$g_{jj'}$）

の2つを初期グラフにおいて定めればよい．(1) の調整有意水準は，検定の順序性や重要度を考慮して，

$$0 \leq \alpha_j \leq 1, \quad \sum_{j=1}^{m} \alpha_j \leq \alpha \tag{4.5}$$

を満たすように与える．例えば，0 を割り当てた帰無仮説は検定に寄与しないので，特定の帰無仮説が棄却された後に検定を行いたい帰無仮説では $\alpha_j = 0$ とすればよい．一方で，固定順序手順のように，必ず最初に検定したい帰無仮説では $\alpha_j = \alpha$ とする．α_j が α に近いほど H_j は最初に検定されやすくなる．(2) の配分割合は，帰無仮説間の関係を考慮して，

$$g_{jj} = 0, \quad 0 \leq g_{jj'} \leq 1, \quad \sum_{j'=1}^{m} g_{jj'} \leq 1 \tag{4.6}$$

を満たすように設定する．例えば，H_j の棄却が $H_{j'}$ の検定（$H_{j'}$ を棄却できるか）に直接的に影響しないようにするには $g_{jj'} = 0$ とおけばよい．$g_{jj'} = 1$ とすれば，H_j の棄却は $H_{j'}$ の検定にのみ影響を与える．$g_{jj'}$ が 1 に近いほど，$H_{j'}$ への α_j の配分割合は大きくなる．式 (4.5)，式 (4.6) の条件を満たすように調整有意水準と配分割合を決めれば，グラフに対応する Bonferroni 検定に基づく閉検定手順は必ず存在する（Bretz et al., 2009a）．

例として，H_1, H_2, H_3, H_4 の検定に用いる順次棄却手順を，

(1) H_1 と H_2 は最初から検定できる
(2) H_1 を棄却するときは H_2 も, H_2 を棄却するときは H_1 も棄却したい
(3) H_1 または H_2 を棄却すれば, H_3 と H_4 は検定できる
(4) H_3, H_4 の棄却は, H_1 と H_2 の検定に影響しない
(5) H_3 を棄却するときは H_4 も, H_4 を棄却するときは H_3 も棄却したい

という5つの特徴をもつように構築する.(1)〜(5) に対応する調整有意水準と配分割合は,

(1) $\alpha_1 \neq 0$, $\alpha_2 \neq 0$
(2) $g_{12} \neq 0$, $g_{21} \neq 0$
(3) $\alpha_3 = 0$, $\alpha_4 = 0$, $g_{13} \neq 0$, $g_{14} \neq 0$, $g_{23} \neq 0$, $g_{24} \neq 0$
(4) $g_{31} = 0$, $g_{32} = 0$, $g_{41} = 0$, $g_{42} = 0$
(5) $g_{34} \neq 0$, $g_{43} \neq 0$

を満たすように決めればよい.具体的な調整有意水準と配分割合を与えると,図 4.14 のようにグラフを構築できる.この順次棄却手順は独立性条件を満たす parallel gatekeeping 手順の一つであり,表 4.2(4.3.2 項)と対応する.α_j や $g_{jj'}$ を実際に決める際は検出力を考慮する必要がある(4.3.5 項).

グラフを利用して行う検定手順は以下のとおりである.

ステップ 1. $I = M$ とする.

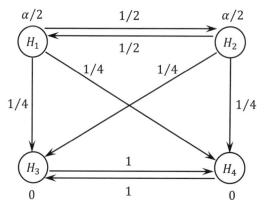

図 4.14 独立性条件を満たす parallel gatekeeping 手順

ステップ 2. $k = \arg\min_{j \in I} p_j/\alpha_j$ とする.

ステップ 3. $p_k \leq \alpha_k$ ならば, H_k を棄却する.

そうでなければ, 手順を終了する.

ステップ 4. 以下のルールから I, α_l, $g_{ll'}$ を更新する.

$$I \to I \setminus \{k\}$$

$$\alpha_l \to \begin{cases} \alpha_l + \alpha_k g_{kl} & l \in I \\ 0 & \text{otherwise} \end{cases}$$

$$g_{ll'} \to \begin{cases} \dfrac{g_{ll'} + g_{lk}g_{kl'}}{1 - g_{lk}g_{kl}} & l, l' \in I,\ l \neq l' \\ 0 & \text{otherwise} \end{cases}$$

ステップ 5. $I \neq \phi$ のとき, ステップ 2〜4 を繰り返す.

$I = \phi$ のとき, 手順を終了する.

初期グラフの配分割合は, 遷移行列 (transition matrix) である $G = (g_{jj'})$ を用いて表記することがある. 図 4.14 であれば,

$$G = \begin{pmatrix} 0 & 1/2 & 1/4 & 1/4 \\ 1/2 & 0 & 1/4 & 1/4 \\ 0 & 0 & 0 & 1 \\ 0 & 0 & 1 & 0 \end{pmatrix}$$

となる. グラフを構築するうえで必要なものではないが, グラフィカル接近法に対する解析プログラムを構築するうえで必要となる.

4.4.4 グラフによる表現の拡張

4.3.5 項の serial gatekeeping 手順のような,「2 つの帰無仮説がともに棄却されたとき, その他の帰無仮説の検定を行う」という検定手順をグラフで表すことは難しい. このような検定手順に対して, $\varepsilon \to 0$ である ε を配分割合として利用することが提案されている (Bretz *et al.*, 2009a). ε は, $x + \varepsilon = x$, $x \times \varepsilon = 0$, $\varepsilon^0 = 1$, 非負の整数である k と l に対して,

$$\frac{\varepsilon^k}{\varepsilon^l} = \begin{cases} 0 & \text{if}\ \ k > l \\ 1 & \text{if}\ \ k = l \\ \infty & \text{if}\ \ k < l \end{cases}$$

という性質をもっている．

例えば，

(1) H_1 と H_2 は最初から検定できる

(2) H_1 と H_2 をともに棄却すれば，H_3 と H_4 は検定できる

という2点を考慮する．H_1, H_2, H_3, H_4 の検定に用いる serial gatekeeping 手順の一つをグラフで表すと図 4.15 のようになる．H_1 または H_2 が棄却された場合のグラフを考えれば，(2) の条件を満たしていることは明らかである．

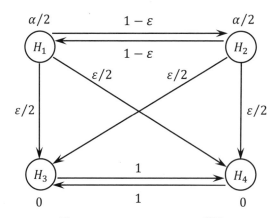

図 4.15　serial gatekeeping 手順

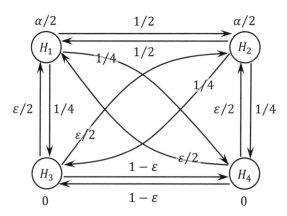

図 4.16　独立性条件を満たさない parallel gatekeeping procedure

図 4.15 は表 4.4（4.3.5 項）と対応している．

ε を用いることで，独立性条件を満たさない parallel gatekeeping 手順もグラフで表現することが可能となる．例えば，表 4.1（4.3.2 項）と対応するグラフは図 4.16 のようになる．図 4.16 を図 4.14 と比較すると，H_2, H_3, H_4 を棄却した後の H_1 に対する調整有意水準が，図 4.14 では $3\alpha/4$，図 4.16 では α となる点が異なる．これは，独立性条件を満たさない parallel gatekeeping 手順の検出力がより高いことと関連する．図 4.14 と図 4.16 のように，あるステップで調整有意水準の和が α 未満になるようなグラフに対しては，より検出力の高い順次棄却手順となるグラフは必ず存在する．

4.4.5 プログラム

R では gMCP パッケージによりグラフィカル接近法を実行することができる．4.3.6 項と同様，4.2 節の例 1 を想定し，$p_1=0.01$, $p_2=0.1$, $p_3=0.003$, $p_4=0.2$ に対して，図 4.14（表 4.2 の parallel gatekeeping 手順）に対応するグラフィカル接近法を実行するプログラムは以下である．

◆ R gMCP パッケージによる parallel gatekeeping 手順

```
> library(gMCP)
> rawp<-c(0.01,0.1, 0.003,0.2)
> m <- rbind(
+ H1 = c(0, 0.5, 0.25, 0.25),
+ H2 = c(0.5, 0, 0.25, 0.25),
+ H3 = c(0, 0, 0, 1),
+ H4 = c(0, 0, 1, 0))
> graph <- matrix2graph(m)
> graph <- setWeights(graph, c(0.5, 0.5, 0, 0))
> gMCP(graph, rawp)
> graphGUI("graph", pvalue = rawp)
```

gMCP パッケージでは，matrix2graph 関数で $g_{ij'}$（プログラムでは m で遷移行列を規定），setWeights 関数で α_j を規定している．gMCP 関数で検定結果を得ることができるが，graphGUI によりグラフを実際に図示することができる．gMCP パッケージでは，GUI でグラフを作成することもできる．

SASでグラフィカル接近法を実行するためのプログラムは，Bretz *et al.* (2011a) を参照してほしい．ただし，グラフを図示することはできない．

Chapter 5 複数の主要評価項目の解析

本章では，複数の主要評価項目の解析で用いられる多重比較手順について説明する．5.1節では，複数の主要評価項目による治療効果の評価に関する達成基準と推測目標を概説する．5.2節では，例として，がん臨床試験とアルツハイマー病臨床試験を取り上げる．また，達成基準と推測目標との関連から，5.3節ではat-least-one手順，5.4節では包括（global）手順，5.5節ではall-or-none手順，5.6節ではsuperiority-noninferiority手順について説明する．

5.1 達成基準と推測目標

臨床試験では，試験治療の有効性や安全性を多面的・包括的に評価するため，臨床症状，生理学的所見，血液検査など，複数の評価項目が観察される（O'Brien, 1984；Pocock et al., 1987；Cook and Farewell, 1996；Pocock, 1997）．複数の評価項目のうち，試験の主要な目的に直結した，臨床的に最も適切で説得力のある証拠を与えうる評価項目は主要変数（主要評価項目），主要な目的に関連した補足的な評価項目や副次的な目的に関連した評価項目は副次変数（副次評価項目）とされる（ICH, 1998）．

臨床試験のための統計的原則（ICH, 1998）では，検証的な臨床試験における主要評価項目は1つとすることを原則にしている．なぜなら，統計的推測における多重性はできるだけ回避することが望ましく，意思決定を単純化し，あいまいな結論を導くことを避けるために，検証すべき仮説はできるだけ絞り込むことが望ましいからである（森川・平山，2006）．一方，臨床試験のための統計的原則で述べられているように，複数の主要評価項目を用いることが望ま

しい場合がある．そのおもな理由は次の3つである（Pocock, 1997；Sankoh et al., 2003；Chuang-Stein et al., 2007；FDA, 2017）．

(1) 疾患の状態や治療効果の評価が多次元的に特徴付けられる
(2) 主要評価項目の重要性に関して統一された医学的見解がない
(3) 疾患の原因が明らかでない

複数の主要評価項目を用いる臨床試験では，解析結果からどのように結論を導くかを試験の計画段階で定める．すなわち，複数の主要評価項目をどのように解析して，どのような結果が得られたときに試験の主要な目的が達成されたと判断するのかを定めるということである．この基準を「達成基準（win criteria）」という（Dmitrienko et al., 2009；2012）．達成基準の設定は，帰無仮説（族）の設定の問題であり，多重性の基本問題である．ここで，対照治療に対する試験治療の有効性の検証を目的とする2群比較試験における，m 個の主要評価項目に基づく達成基準の設定として，次の3つを考える（Sankoh et al., 2003）．

W_1：少なくとも1つの主要評価項目で有効性を示す
W_2：事前に指定した一部分の主要評価項目で有効性を示す
W_3：すべての主要評価項目で有効性を示す

実際の臨床試験では，W_1 と W_3 のいずれかを採用することが多い．W_3 は最も厳しい基準であるが，臨床試験の結果としてより強い結論が得られる．多重性の問題は達成基準に応じて分類できる（Sankoh et al., 2003）．

Dmitrienko et al.（2009）は，推測目標とそれに対応する解析手順に基づいて，多重性の問題を次の4つに分類している．

I_1：at-least-one 手順
I_2：包括手順
I_3：all-or-none 手順
I_4：superiority-noninferiority 手順

達成基準と推測目標には対応がある．I_1 は W_1，I_3 は W_3 と対応している．複数の主要評価項目の解析における包括手順（I_3）は，複数の主要評価項目に関する帰無仮説を1つにまとめる包括的な解析で，例えば，複数の主要評価項

目を多変量解析の枠組みで解析するものである．superiority-noninferiority 手順は，対照治療に対する試験治療の非劣性をすべての主要評価項目で示し，かつ少なくとも1つの主要評価項目でその優越性を示す，という達成基準に対応する解析手順である（Bloch *et al.*, 2007；Perlman and Wu, 2004；Nakazuru *et al.*, 2014）．

5.2 複数の主要評価項目を設定する臨床試験

本節では，複数の主要評価項目を設定して治療効果を評価する疾患領域の代表的な例として，がんとアルツハイマー病の臨床試験を紹介する．その他，ヒト免疫不全ウイルス・後天性免疫不全症候群，片頭痛（FDA, 2018），過敏性腸症候群（FDA, 2012）などの疾患領域においても，複数の主要評価項目を設定して治療効果が評価されている．

5.2.1 がん臨床試験

検証的ながん臨床試験では，全生存期間（overall survival）や無増悪生存期間（progression free survival）などの生存時間が主要評価項目として用いられる．全生存期間とは，時間の原点（ランダム化時点など）からいずれかの原因による死亡（any-cause death）が観察されるまでの時間である．全生存期間の特徴として，有用性が普遍的に受容される，容易かつ正確に測定できるなどの利点と，大規模臨床試験が必要となりやすい，治療のクロスオーバーなどの後治療の影響を受けやすい，非がん死を含むなどの欠点がある（FDA, 2007）．無増悪生存期間とは，時間の原点から客観的な腫瘍増悪または死亡が観察されるまでの時間である．無増悪生存期間の特徴として，全生存期間を主要評価項目とする臨床試験と比べて，必要対象者数が少ない，追跡期間が短い，後治療に影響されないといった利点と，全生存期間の代替評価項目（surrogate endpoint）となるかがすべての状況で統計的に検証されているわけではない，効果の大きさやリスク・ベネフィットに基づく有用性の判断が必要である，正確に測定されていない可能性があるといった欠点がある（FDA, 2007）．

各評価項目の特徴などを鑑み，全生存期間と無増悪生存期間の2つを主要評価項目とし，いずれかの主要評価項目で有効性が示されれば，試験治療が有効であると判断する臨床試験が行われている（例えば，McArthur et al., 2014）. すなわち，達成基準は W_1，推測目標は I_1 と設定する臨床試験である．この場合，第1種の過誤確率の上昇を制御する（多重性を調整する）必要がある．

5.2.2 アルツハイマー病臨床試験

アルツハイマー病は不可逆的な進行性の脳疾患であり，疾患の原因は十分に解明されておらず，その症状は認知障害や行動障害など多岐にわたる．そのため，アルツハイマー病臨床試験では，複数の主要評価項目を用いることが多い．これまでの臨床試験では，認知機能に関する評価項目（Alzheimer's Disease Assessment Scale-cognitive subscale：ADAS-cog など）と全般症状に関する評価項目（Clinician's Interview-Based Impression of Change plus caregiver input：CIBIC-plus など）の2つを主要評価項目としている（Rogers et al., 1998；Rösler et al., 1999；Tariot et al., 2000；Peskind et al., 2006）．これらの臨床試験では達成基準を W_3，推測目標を I_3 に設定しているため，認知機能と全般症状に関する2つの主要評価項目において，対照治療に対する試験治療の有効性が示されれば，試験の主要な目的が達成される．

アルツハイマー病に関するガイドラインやガイダンスでは，複数の主要評価項目を用いることが推奨されている．FDA が 2013 年に公表したアルツハイマー病治療薬の開発に関するガイダンス（FDA, 2013）では，「認知機能」と，「日常生活動作」または「全般臨床症状」の2つの主要評価項目において，対照治療に対する試験治療の有効性を示すべきとしている．このような治療効果の検証の手続きを "co-primary outcome measure approach" という．また，FDA が 2017 年に公表した複数の評価項目に関するガイダンス（FDA, 2017）では，2つの主要評価項目に対する有効性を示す状況として，アルツハイマー病治療薬の開発を例示している（「認知機能」と，「日常生活動作」または「全般臨床症状」）．同様に，CHMP（Committee for Medicinal Products for Human Use）が 2008 年に公表したアルツハイマー病とその他の認知症の治療

薬に関するガイドライン（CHMP, 2008；2018）では，「認知機能」と「日常生活動作」を主要評価項目として使用することが推奨されている．

一方で，明らかな認知障害が発症する前の早期アルツハイマー病の患者では，認知機能などの主要評価項目に関する症状を正確に評価することが困難である．FDA が 2018 年に改訂したガイダンス（FDA, 2018）では，認知機能に対する効果そのものに臨床的意義がないとされ，例えば，早期アルツハイマー病の患者（ステージ 3）を対象とした臨床試験では，日常的な機能と認知機能の両方を適切に評価できる指標を単一の主要評価項目とすることを容認している．

5.3 at-least-one 手順

対照治療に対する試験治療の有効性の検証において，複数の主要評価項目の少なくとも1つで統計的に有意な結果が示される場合（達成基準 W_1）に，試験治療が有効と主張できるとする．このような複数の主要評価項目は，"multiple primary endpoints" あるいは "alternative primary endpoints" の問題として知られている（FDA, 2017；CHMP, 2017）．W_1 を満たすかどうかを検討するための検定手順は at-least-one 手順と総称される（Dmitrienko *et al.*, 2014）．例えば，5.2.1 項のような臨床試験では at-least-one 手順が用いられる．

m 個の主要評価項目（E_j；$j=1,\ldots,m$）に基づき，対照治療に対する試験治療の優越性を検証する 2 群比較試験を考える．E_j に対する仮説検定では，E_j に関する治療効果（平均の差など）を θ_j とすると，帰無仮説を $H_j:\theta_j\leq 0$，対立仮説を $K_j:\theta_j>0$ とする片側検定を用いるとする．このとき，W_1 を評価するための仮説検定における帰無仮説 H_I と対立仮説 K_U は，次のように与えられる．

$$H_I:\bigcap_{j=1}^{m}H_j \quad \text{versus} \quad K_U:\bigcup_{j=1}^{m}K_j$$

H_I は H_j の積集合（intersection），K_U は K_j の和集合（union）で表されることから，UI 検定（2.2.1 項）は at-least-one 手順である．H_I を棄却するに

は，少なくとも1つのH_jを棄却すればよい．H_jを検定する際，医薬品や医療機器の検証試験では，少なくとも1つの正しい帰無仮説を誤って棄却する確率 (familywise error rate：FWER；第2章) を望ましい水準 (α 水準) 以下に制御する検定手順を用いることで多重性を調整する．

以降では，FWER を制御する検定手順として，p 値に基づく方法，パラメトリックな方法，再抽出法を概観する．とくに，臨床試験において複数の主要評価項目を評価する場合に注目し，これらの方法の適用手順と特徴や性能を簡潔に述べる．ただし，FWER の計算では，$\theta_j=0\,(j=1,\ldots,m)$ とする．

5.3.1 p 値に基づく方法

複数の主要評価項目を用いる場合，連続変数，二値変数，時間事象変数 (生存時間) など，いくつかの種類の変数が混在することがある．各主要評価項目に対する検定は，変数の種類に応じて，t 検定，χ^2 検定，ログランク検定などが適用される．このような場合，主要評価項目や検定統計量の同時分布の定式化や導出は難しくなる．一方で，p 値に基づく方法により多重性を調整する場合，各主要評価項目の検定の p 値のみを使うため，先ほどの問題は生じない．p 値に基づく方法の代表的なものに，Bonferroni 手順 (3.3.2 項) や Holm 手順 (3.3.3 項) がある．

本節では，複数の評価項目に関する FDA のガイダンス (2017) で取り上げられている，(1) 重み付き Bonferroni 手順，(2) prospective alpha allocation scheme (PAAS) 手順，(3) 固定順序手順，(4) fallback 手順，(5) 適応的 α 配分手順 (adaptive alpha allocation approach；4A 手順) を概観する．

(1) 重み付き Bonferroni 手順

通常の Bonferroni 手順では，各主要評価項目 $E_j\,(j=1,\ldots,m)$ に対する検定の有意水準 α_j について，FWER に対する α 水準を均等に $\alpha_j=\alpha/m$ と配分して定義する．例えば，主要評価項目が2つの場合，$\alpha=0.025$ とすれば，$\alpha_1=\alpha_2=0.0125$ である．通常の Bonferroni 手順での FWER は，図 5.1 に示すように，主要評価項目の数が増えるほど，検定統計量間の相関が 1 に近づくほど，$\alpha=0.025$ よりも小さくなる．また，検定統計量が無相関であったとしても，FWER

5.3 at-least-one 手順

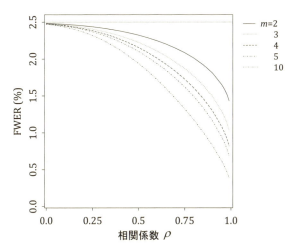

図 5.1 通常の Bonferroni 手順における FWER（％）の挙動
主要評価項目の数 (m) と相関係数の大きさとの関係 ($\alpha=2.5\%$, 相関がすべて等しい多変量正規分布に検定統計量が従うと仮定).

は α より小さい．例えば，$m=2$, $\alpha=0.025$ の場合，FWER は $1-(1-0.025/2)^2$ $=0.0248$ であり，0.025 より小さい．通常の Bonferroni 手順は，p 値に基づく手順の中で最も保守的な手順の一つであることが知られている．

重み付き Bonferroni 手順では，主要評価項目の重要度，期待される治療効果の大きさ，達成したい検出力に応じて定義される重みを用いて，α_j を α の重み付けで定義する．すなわち，$\sum_{j=1}^{m} w_j=1$ を満たす重み $w_j\,(\geq 0)$ を用いると，重み付き Bonferroni 手順で用いる有意水準は $\alpha_j=w_j\alpha$ である．このとき，$\sum_{j=1}^{m} \alpha_j=\alpha$ である．$w_1=\cdots=w_m=1/m$ とすれば，通常の Bonferroni 手順となる．重み付き Bonferroni 手順での FWER は，通常の Bonferroni 手順と同様，検定統計量間の相関が 1 に近づくほど $\alpha\,(=0.025)$ よりも小さくなる（図 5.2）．また，検定統計量が無相関であっても FWER が α より小さいことも同様である．一方で，通常の Bonferroni 手順（$w_1=w_2=0.5$）に比べ，重み付き Bonferroni 手順の FWER は α に近づいていることがわかる（図 5.2）．このことから，適切な重みを選択することで，通常の Bonferroni 手順の保守性を改善できることがわかる．ただし，事前にどのような重みを選択するかの一

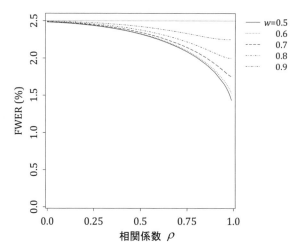

図 5.2 重み付き Bonferroni 手順における FWER (%) の挙動
重み ($w=w_1$) と相関係数の大きさとの関係 ($m=2$, $\alpha=2.5\%$, 相関がすべて等しい多変量正規分布に検定統計量が従うと仮定).

貫した基準はなく,実際には,主要評価項目の重要度や期待される治療効果の大きさなどから,研究者の主観に基づいて選択されることが多い.

(2) PAAS 手順

Bonferroni 手順の保守性の改善を目指した方法の一つに,prospective alpha allocation scheme (PAAS) 手順がある.PAAS 手順では,各主要評価項目の検定における検定統計量は互いに独立であると仮定し,各主要評価項目の検定の有意水準 α_j は次式を満たすように決定される (Moyé, 2000).

$$1-\prod_{j=1}^{m}(1-\alpha_j)=\alpha$$

上記の式を満たす α_j を用いて,帰無仮説 H_j を検定する.PAAS 手順では,各主要評価項目の帰無仮説のうち少なくとも 1 つが棄却されるとき,H_I が棄却される.

PAAS 手順における FWER は,Bonferroni 手順と同様の特徴をもち,主要評価項目の数が増えるほど,検定統計量間の相関が 1 に近づくほど,α よりも小さくなる (図 5.3).また,主要評価項目の数が多く,検定統計量が無相関

5.3 at-least-one 手順

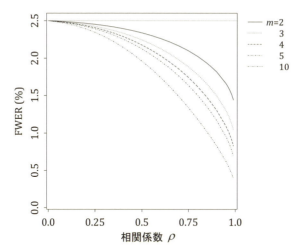

図 5.3 PAAS 手順における FWER（%）の挙動
主要評価項目の数（m）と相関係数の大きさとの関係（$\alpha=2.5\%$，相関がすべて等しい多変量正規分布に検定統計量が従うと仮定）.

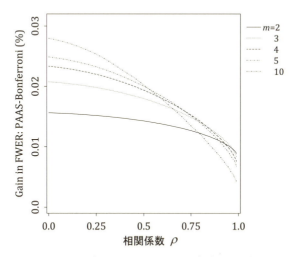

図 5.4 PAAS 手順における FWER（%）の改善の程度
主要評価項目の数と相関係数の大きさとの関係（$\alpha=2.5\%$，相関がすべて等しい多変量正規分布に検定統計量が従うと仮定）.

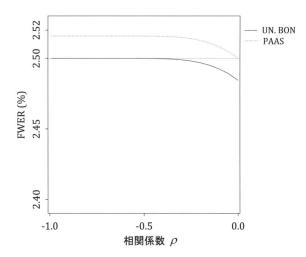

図 5.5 通常の Bonferroni 手順（UN, BON）と PAAS 手順
における FWER（％）の挙動
（$m=2$；$\alpha=2.5\%$；相関係数が負の場合）

に近い場合，PAAS 手順は Bonferroni 手順の保守性を改善するが，その程度は小さい（図 5.4）．図 5.4 は，PAAS 手順における FWER と通常の Bonferroni 手順における FWER との差分（％）を示したものである．

図 5.5 に示すように，PAAS 手順は，検定統計量間の相関係数が負の場合，FWER が α よりも大きくなる欠点をもつ．

(3) 固定順序手順

3.3.4 項に示したように，各主要評価項目の検定の順番を決めて，対応する帰無仮説が棄却されなくなるまで有意水準 α の検定を適用する検定手順が固定順序手順である．この方法は，検定統計量の相関によらず FWER を α 水準以下に制御する．検定の順番は事前に設定する必要があり，主要評価項目の重要度を考慮して決める．

固定順序手順は，主要評価項目の重要度を単純に考慮できるため，実際の臨床試験でよく使用される．早い順番で検定される主要評価項目の周辺検出力（marginal power；2.3.3 項）が高いと，試験全体の検出力（すべての誤った帰無仮説を棄却する確率）は高くなり，逆に周辺検出力が低いと，試験全体の

(4) fallback 手順

fallback 手順は重み付き Bonferroni 手順の考え方を固定順序手順に導入した方法である (Wiens, 2003). まず, 主要評価項目の重要度や周辺検出力に応じて, 検定の順番と主要評価項目 $E_j (j=1,\ldots,m)$ に対する重み $w_j \geq 0$ を事前に決める. ここでは, $E_1,\ldots,E_m$ は検定の順番に並んでいるとする. このもとで, E_1 に対する帰無仮説 H_1 を有意水準 $\alpha_1 = \alpha w_1$ で検定する. さらに, j 番目の主要評価項目 E_j に対する帰無仮説 H_j の検定には次の有意水準を用いる.

$$\begin{cases} \alpha_j = \alpha_{j-1} + \alpha w_j & \text{直前の主要評価項目 }(j-1\text{番目})\text{の検定が有意な場合} \\ \alpha_j = \alpha w_j & \text{直前の主要評価項目 }(j-1\text{番目})\text{の検定が有意でない場合} \end{cases}$$

例えば, 2つの主要評価項目 E_1 と E_2 に対して, $\alpha = 0.05$, 検定の順番を $E_1 \to E_2$, 各検定の重みを $w_1 = 0.8$, $w_2 = 0.2$ とする fallback 手順を適用する (Dmitrienko et al., 2009). はじめに, E_1 を有意水準 $\alpha_1 = 0.05 \times 0.8 = 0.04$ で検定する. 次に, E_1 の検定が有意である場合, E_2 を $\alpha_2 = 0.04 + 0.05 \times 0.2 = 0.05$ で検定し, E_1 の検定が有意でない場合, E_2 を $\alpha_2 = 0.05 \times 0.2 = 0.01$ で検定する.

fallback 手順は Bonferroni 手順よりも常に検出力が高い (3.3.5 項). また, 途中の検定結果が有意でない場合, 固定順序手順ではそれ以降の帰無仮説はすべて保留されるが, fallback 手順では, $w_j = 0$ でない限り, それ以降も検定が行われる. $w_1 = 1$, $w_2 = \cdots = w_m = 0$ とすると, fallback 手順は固定順序手順に一致する.

(5) 4A 手順

ファミリー (族) 内の主要評価項目の数が m_1, $m_2 (m_1 + m_2 = m)$ となるように, m 個の主要評価項目を2つのファミリー F_1 と F_2 に分ける. ここで, F_1 に含まれる主要評価項目の周辺検出力はある程度高く, F_2 に含まれる主要変数の周辺検出力は比較的低いと仮定する. adaptive alpha allocation approach (4A 手順) (適応的 α 配分手順) における検定では, まず, F_1 に対して, FWER が $\alpha_1 = \alpha - \varepsilon$ (ε は0より大きく, 十分小さい値) となるように Hochberg 手順を適用する. 次に, F_2 に対して, FWER が次式で与えられる α_2 となるよ

うに Hochberg 手順を適用する (Li and Mehrotra, 2008).

$$\alpha_2 = \begin{cases} \alpha & p_{(m_1)} \leq \alpha_1 \\ \min\left(\dfrac{\alpha^*}{p_{(m_1)}^2}, \alpha_1\right) & p_{(m_1)} > \alpha_1 \end{cases}$$

$$\alpha^* = \begin{cases} \alpha_1\left(1-\sqrt{2-\dfrac{\alpha_1}{m_1}-\dfrac{\alpha}{\alpha_1}}\right)^2 & \alpha_1+\dfrac{\alpha_1^2}{m_1}-\dfrac{\alpha_1^3}{m_1^2} \leq \alpha \\ \dfrac{\alpha_1(\alpha-\alpha_1)}{m_1-\alpha_1} & \alpha_1+\dfrac{\alpha_1^2}{m_1}-\dfrac{\alpha_1^3}{m_1^2} > \alpha \end{cases}$$

$p_{(m_1)}$ は F_1 に含まれる m_1 個の検定の p 値の最大値である.この方法はすべての p 値が互いに独立であることを前提としている.Li and Mehrotra (2008) は,主要評価項目が多変量正規分布に従う場合の α^* の調整法を提案している.

5.3.2 パラメトリック法

p 値に基づく方法の欠点は主要評価項目間の相関を考慮しないことである.一方で,パラメトリック法では主要評価項目間の相関が考慮されるため,検出力の向上が期待される.しかし,主要評価項目間の真の相関(構造)が既知であることは考えにくいため,パラメトリック法を適用できる場面は少なく,また適用に際しても注意が必要である.本項では,p 値に基づく方法である,Bonferroni 手順と fallback 手順の拡張として,(1) Bonferroni 型のパラメトリック法,(2) fallback 型のパラメトリック法を概観する.

(1) Bonferroni 型のパラメトリック法

m 個の主要評価項目 $E_j (j=1,\ldots,m)$ が多変量正規分布に従うとし,E_j に対する t 検定の検定統計量を t_j とする.$t_{\max}=\max(t_1,\ldots,t_m) \geq c$ であるとき,試験全体での帰無仮説 $H_I = \bigcap_{j=1}^{m} H_j$ を棄却する.c は $\Pr[t_{\max} \leq c | H_I] = 1-\alpha$ を満たすように計算される棄却限界値であり,FWER を強い意味で制御する(2.3節).c は $\theta_1 = \cdots = \theta_m = 0$ のもとでの $t_{\max}$ の分布の上側 α% 点から計算されるが,主要評価項目が 2 つの場合を除き,一般には計算が難しい.

(2) fallback 型のパラメトリック法

Huque and Alosh (2008) は fallback 手順をパラメトリック法に拡張した方

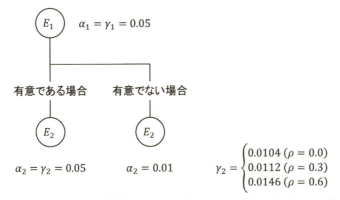

図 5.6 通常の fallback 手順と fallback 型のパラメトリック法の有意水準の違い

法を提案した．fallback 手順と同様，主要評価項目 $E_j (j=1,\ldots,m)$ の重み $w_j \geq 0$ ($\sum_{j=1}^{m} w_j = 1$) と検定の順番 ($E_1 \to \cdots \to E_m$) を設定する．また，E_j に対する検定統計量 t_j が多変量正規分布に従うという仮定のもとで，次の式を満たす $c_1, \ldots, c_m$ を計算する．

$$\Pr[t_1 \geq c_1 | H_I] = \alpha w_1,$$
$$\Pr[t_1 < c_1, \ldots, t_{j-1} < c_{j-1}, t_j \geq c_j | H_I] = \alpha w_j, j = 2, \ldots, m$$

得られた c_j から $\gamma_j = 1 - \Phi(c_j)$ を計算する．ただし，$\Phi(\cdot)$ は標準正規分布の累積分布関数である．fallback 型のパラメトリック法の検定手順は，γ_j を用いて，次のとおりに定義される．

(1) 最初の主要評価項目を有意水準 $\gamma_1 = \alpha w_1$ で検定する

(2) j 番目の主要評価項目を有意水準 $\max(\alpha w_{l+1} + \cdots + \alpha w_j, \gamma_j)$ で検定する

ただし，l は最後に有意でなかった主要評価項目のインデックスである．$j-1$ 番目の主要評価項目が有意でない場合，j 番目の主要評価項目を有意水準 γ_j で検定する．

fallback 手順の説明に用いた例をもとに，通常の fallback 手順と fallback 型のパラメトリック法の違いを例示する（図 5.6；Dmitrienko *et al.*, 2009）．いずれの手順でも，主要評価項目 E_1 と E_2 に対する検定の順番は $E_1 \to E_2$．各

検定の重みは $w_1=0.8$, $w_2=0.2$, $\alpha=0.05$ とする．通常の fallback 手順では，最初に E_1 を有意水準 $\alpha_1=0.04$ で検定し，E_1 の検定が有意であれば $\alpha_2=0.05$，有意でなければ $\alpha_2=0.01$ とする有意水準 α_2 を用いて E_2 を検定する．fallback 型のパラメトリック法では，最初に有意水準 $\gamma_1=0.05\times0.8=0.04$ で E_1 を検定する．E_1 の検定が有意である場合，通常の fallback 手順と同様，E_2 を有意水準 0.05 で検定する．E_1 の検定が有意でない場合，fallback 手順とは異なり，2つの主要評価項目の検定統計量間の相関に応じて，E_2 の検定の有意水準を決定する．例えば，相関係数 $\rho=0, 0.3, 0.6$ の場合，有意水準はそれぞれ 0.0104, 0.0112, 0.0146 となる．

5.3.3 再抽出法に基づく方法

3.4.6 項で示したように，いくつかの多重比較手順に対して，再抽出法に基づく方法が提案されている．例えば，at-least-one 手順における再抽出法に基づく方法の一つは次のように与えられる．

- もとの標本（original sample）から，主要評価項目 E_j ($j=1,\ldots,m$) に対する検定の p 値 p_j を求める
- （もとの標本と同じ大きさの）ブートストラップ標本を B 個作成する（もとの標本から復元抽出により作成する）
- $b(=1,\ldots,B)$ 番目のブートストラップ標本における j 番目の主要評価項目の p 値 $p_j(b)$ を計算する
- $\min_{k=1,\ldots,m}(p_k(b))\leq p_j$ を満たす $b(=1,\ldots,B)$ の割合を E_j の検定における調整 p 値（2.5 節）とする
- 調整 p 値が有意水準 α（許容する FWER の大きさ）以下のとき，その主要評価項目を有意とする

ただし，帰無仮説のもとでのブートストラップ標本の作成には仮定が必要である（3.4.6 項）．

再抽出法に基づく方法は，主要評価項目間の相関が大きいほど，検出力が高くなりやすい．ただし，この方法は，大きな標本サイズを必要とすることもあり，医薬品開発ではほぼ使用経験がない（FDA, 2018）．

5.4 包括手順（OLS 法・GLS 法）

複数の主要評価項目の解析における包括 (global) 手順とは，一般に，m 個の主要評価項目を多変量解析の枠組みで包括的に解析するものである．包括手順における帰無仮説 H_I^* と対立仮説 K_U^* は次式で与えられる．

$$\begin{cases} H_I^*: \theta_j = 0 \text{ がすべての主要評価項目で成立} \\ K_U^*: \theta_j \geq 0 \text{ がすべての主要評価項目で成立し，} \end{cases}$$

　　　　　　かつ少なくとも 1 つ以上の主要評価項目で $\theta_j > 0$ が成立

ただし，$\theta_j(j=1,\ldots,m)$ は主要評価項目 E_j に対する平均の群間差であり，値が大きいことが臨床的に望ましい状態であるとする．H_I^* の検定に，Hotelling の T^2 検定を用いることも考えられるが，両側検定であり，K_U^* は片側であることから適用は適切ではない．K_U^* を考慮する検定方法として，OLS (ordinary least squares) 法や GLS (generalized least squares) 法が提案されている (O'Brien, 1984)．Hotelling の T^2 検定については竹村 (1991) を参照してほしい．

OLS 法や GLS 法では，対照治療（$g=0$）に対する試験治療（$g=1$）の有効性を示すための 2 群間比較を前提とする．群 g の対象者 $k=1,\ldots,n_g$ における m 個の主要評価項目の応答変数ベクトル $(Y_{1,gk},\ldots,Y_{m,gk})$ は，平均ベクトル $(\mu_{1,g},\ldots,\mu_{m,g})$，分散共分散行列

$$\Sigma = \begin{pmatrix} \sigma_1^2 & \cdots & \rho_{1m}\sigma_1\sigma_m \\ \vdots & \ddots & \vdots \\ \rho_{1m}\sigma_1\sigma_m & \cdots & \sigma_m^2 \end{pmatrix}$$

の m 変量正規分布に従うとする．つまり，群間で平均ベクトルは異なるが，分散共分散行列は共通である．また，$\theta_j = \mu_{j,1} - \mu_{j,0}$，$\mathrm{Var}[Y_{j,gk}] = \sigma_j^2$，$\mathrm{Corr}[Y_{j,gk}, Y_{j',gk}] = \rho_{jj'}$ $(j \neq j' : 1 \leq j < j' \leq m)$ である．分散共分散行列 Σ に対応する相関係数行列は

$$\rho = \begin{pmatrix} 1 & \cdots & \rho_{1m} \\ \vdots & \ddots & \vdots \\ \rho_{1m} & \cdots & 1 \end{pmatrix}$$

である．OLS法とGLS法では，各主要評価項目での治療効果 θ_j を標準化した θ_j/σ_j が共通であるとし，次式が仮定される．

$$\frac{\theta_1}{\sigma_1}=\cdots=\frac{\theta_m}{\sigma_m}=\lambda$$

この仮定のもとで，包括手順における帰無仮説（$H_I^*:\theta_j=0$ がすべての主要評価項目で成立）と対立仮説（$K_U^*:\theta_j\geq 0$ がすべての主要評価項目で成立し，かつ少なくとも1つ以上の主要評価項目で $\theta_j>0$ が成立）は次のように表現し直すことができる．

$$H^*:\lambda=0, \quad K^*:\lambda>0$$

これによって m 次元の検定の問題が1次元化される．

O'Brien (1984) は，帰無仮説 H^* に対する OLS 法と GLS 法の検定統計量を導出するにあたり，基準化した応答変数 $Y'_{j,gk}=Y_{j,gk}/\sigma_j$ について，次式の回帰モデルを前提にしている．

$$Y'_{j,gk}=\frac{Y_{j,gk}}{\sigma_j}=\frac{(\mu_{j,1}+\mu_{j,0})}{2}\cdot\frac{1}{\sigma_j}+\frac{\lambda}{2}I_g+e_{j,gk}$$

ここで，$I_1=1, I_0=-1$ である．誤差 $e_{j,gk}$ は平均0，分散1の正規分布に従うとし，$\mathrm{Corr}[e_{j,gk},e_{j',gk}]=\rho_{jj'}$ とする．また，主要評価項目 E_j に対する t 検定の検定統計量を次式で与える．

$$t_j=\frac{\overline{Y}_{j,1}-\overline{Y}_{j,0}}{s_j\sqrt{\frac{1}{n_1}+\frac{1}{n_0}}}$$

ただし，

$$\overline{Y}_{j,1}=\frac{1}{n_1}\sum_{k=1}^{n_1}Y_{j,1k}, \quad \overline{Y}_{j,0}=\frac{1}{n_0}\sum_{k=1}^{n_0}Y_{j,0k}$$

$$s_j^2=\frac{\sum_{k=1}^{n_1}\left(Y_{j,1k}-\overline{Y}_{j,1}\right)^2+\sum_{k=1}^{n_0}\left(Y_{j,0k}-\overline{Y}_{j,0}\right)^2}{n_1+n_0-2}$$

である．このとき，最小二乗法による λ の推定値 $\hat{\lambda}_{\mathrm{OLS}}$ とその標準誤差 $\mathrm{SE}(\hat{\lambda}_{\mathrm{OLS}})$ から OLS 法の検定統計量は次式で与えられる．

$$t_{\mathrm{OLS}}=\frac{\hat{\lambda}_{\mathrm{OLS}}}{\mathrm{SE}(\hat{\lambda}_{\mathrm{OLS}})}=\frac{\boldsymbol{J't}}{\sqrt{\boldsymbol{J'\hat{\rho}J}}}$$

5.4 包括手順（OLS法・GLS法）

$\boldsymbol{J} = (1, \ldots, 1)'$ はすべての要素が 1 の m 次元ベクトル，$\boldsymbol{t} = (t_1, \ldots, t_m)'$，$\hat{\boldsymbol{\rho}}$ は標本相関行列である．したがって，検定統計量の分母の平方根の中身は，標本相関行列のすべての要素を加えた値である．

基準化した応答変数 $Y'_{j,gk}$ の回帰モデルにおける誤差には相関があるので，一般化最小二乗法による λ の推定値 $\hat{\lambda}_{\mathrm{GLS}}$ とその標準誤差 $\mathrm{SE}(\hat{\lambda}_{\mathrm{OLS}})$ を使用すると，GLS法の検定統計量は次式で与えられる．

$$t_{\mathrm{GLS}} = \frac{\hat{\lambda}_{\mathrm{GLS}}}{\mathrm{SE}(\hat{\lambda}_{\mathrm{GLS}})} = \frac{\boldsymbol{J}'\hat{\boldsymbol{\rho}}^{-1}\boldsymbol{t}}{\sqrt{\boldsymbol{J}'\hat{\boldsymbol{\rho}}^{-1}\boldsymbol{J}}}$$

t_{OLS} と t_{GLS} はいずれも各主要評価項目に対する t 検定の検定統計量の合成変量である．主要評価項目の数が 2 つの場合，$t_{\mathrm{OLS}} = t_{\mathrm{GLS}}$ であり，2 つの検定法は同じになる．これらの検定統計量は，標本サイズが大きいとき，近似的に標準正規分布に従う．小標本の場合，標準正規分布に基づいて p 値を計算すると，第 1 種の過誤確率が α 水準を超えてしまう．2 つの検定統計量の帰無仮説のもとでの正確な分布は未知であるため，O'Brien (1984) は自由度 $\nu = n_1 + n_0 - 2m$ の t 分布のもとで p 値を計算することを提案しているが，検定は保守的になりやすい．Logan and Tamhane (2004) は，自由度 $\nu = 0.5(n_1 + n_0 - 2)(1 + 1/m^2)$ の t 分布を使用することを提案している．

OLS法とGLS法はいずれも m 個の主要評価項目が多変量正規分布に従うことを前提にしているが，その前提条件が成立しない場合でも検定統計量が多変量正規分布に従う場合は，OLS法とGLS法の原理に基づいた検定法が利用できる（Pocock *et al.*, 1987）．例えば，主要評価項目が二値変数や事象時間変数の場合に，漸近的に正規分布に従う検定統計量を使用すれば，OLS法やGLS法が適用できる．さらに，O'Brien (1984) は，OLS法を主要評価項目の応答変数が従う分布によらない方法に拡張している．拡張法では，Wilcoxon 順位和検定のように，試験治療群と対照治療群を合わせたデータ $(Y_{j,01}, \ldots, Y_{j,0n_0}, Y_{j,11}, \ldots, Y_{j,1n_1})$ から $Y_{j,gk}$ に対する順位 $r_{j,gk}$ を主要評価項目ごとに与え，主要評価項目に関する和 $r_{gk} = \sum_{j=1}^{m} r_{j,gk}$ を対象者ごとに計算し，r_{gk} に対して 2 標本 t 検定を適用するというものである．

OLS 法と GLS 法以外の包括手順に，尤度比検定に基づく方法，Läuter (1996)，Läuter et al. (1996) が提案した方法，および Follmann (1996) が提案した方法があるが，計算が複雑であるといった理由などにより，実際の臨床試験では使用されていない．さらに，包括手順では検定の結果が有意であっても，どの主要評価項目が有意であるかわからないという，すべての包括手順に共通する特徴があるので，医薬品開発には不向きである（Dmitrienko et al., 2005）．

5.5 all-or-none 手順

「複数の主要評価項目のすべてについて，統計的に有意な結果が得られた場合に，試験治療の有効性が示される」という達成基準 W_3 に対する検定手順が all-or-none 手順である．all-or-none 手順では，主要評価項目の重要性は等しく，仮説検定の順序付けや構造化はなく，同時に検定される．W_3 を評価するための仮説検定における帰無仮説 H_U と対立仮説 K_I は，次のように与えられる．

$$H_U : \bigcup_{j=1}^{m} H_j \quad \text{versus} \quad K_I : \bigcap_{j=1}^{m} K_j$$

H_U と K_I は主要評価項目 $E_j(j=1,\ldots,m)$ に対する帰無仮説 H_j の和集合（union）と対立仮説 K_j の積集合（intersection）で表されることから，IU 検定（2.2.2 項）は all-or-none 手順である．それぞれの H_j について仮説検定を適用し，すべての H_j が棄却されるときに，帰無仮説 H_I を棄却する．このとき，at-least-one 手順と異なり，第 1 種の過誤確率に関する調整（有意水準の調整）は必要なく，H_j はそれぞれ有意水準 α で検定すればよい．他方で，主要評価項目の数が増えると，第 2 種の過誤確率が膨張するため，第 2 種の過誤確率に関する調整（一般には，必要対象者数の調整）が必要である（ICH, 1998；Sozu et al., 2015）．このことから，all-or-none 手順のもとでの多重性の問題は reverse multiplicity problem とよばれる（Offen et al., 2007）．

all-or-none 手順は保守的な検定手順である．例えば，2 つの主要評価項目の検定統計量が互いに独立であると仮定する．それぞれの主要評価項目の帰無

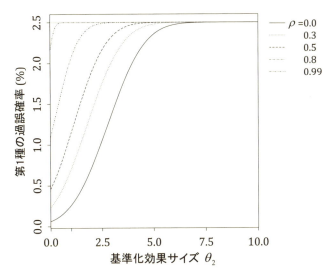

図 5.7 all-or-none 手順における第 1 種の過誤確率(%)の挙動
基準化治療効果 θ_2 と相関係数の大きさとの関係($\alpha = 2.5\%$;$m=2$;$\theta_1=0$).

仮説を有意水準 2.5% で検定する場合,ともに帰無仮説が正しいとすると,第1種の過誤確率は 0.0625%(= 2.5% × 2.5%)と計算される.また,2 つの主要評価項目のうち,一つの主要評価項目に対する治療効果はなく($\theta_1=0$),もう一つの主要評価項目に対しては治療効果がある($\theta_2 \geq 0$)場合の第 1 種の過誤確率を図 5.7 に示した.ただし,ここでの θ_1 と θ_2 はそれぞれの主要評価項目に対する効果を標準偏差で基準化したもの(θ_j/σ_j)である.図 5.7 が示すように,第 1 種の過誤確率は α 水準を超えることはないが,相関係数や治療効果の大きさに依存して変化し,相関係数が 1 に近いか,治療効果が大きくない限り,α 水準を下回っていることがわかる.相関係数が 0 か,治療効果が極端に小さい場合は,all-or-none 手順は極端に保守的であるといえる.

主要評価項目の数が多いほど,主要評価項目間の相関係数が 0 に近いほど,all-or-none 手順は保守的になりやすく,試験全体の検出力(conjunctive power;2.3.3 項)が低くなる.これにより,主要評価項目が 1 つの場合に比べて,試験の必要対象者数が多くなりやすく,実施可能な範囲を超えてしまう

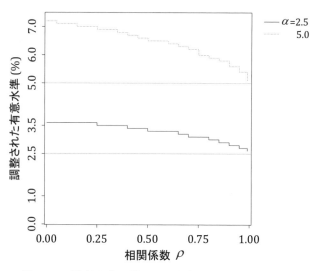

図5.8 平均的な第1種の過誤確率に基づく調整された有意水準と相関係数の関係

ことがある.この保守性を緩和させるためには,主要評価項目の数を減らす,合成変数を使用する,などが効果的である.しかし,そのような対応が常に可能であるとは限らない.そこで「平均的な第1種の過誤確率」という概念を導入し,それを制御する方法(Chuang-Stein *et al.*, 2007;Offen *et al.*, 2007)と主要評価項目の有意性を均衡させる方法(Kordzakhia *et al.* 2010)が提案されている.これらの方法では,それぞれの主要評価項目の検定に用いる有意水準(調整有意水準)が主要評価項目間の相関に依存する.例として,平均的な第1種の過誤確率を$\alpha=2.5\%$(5%)以下に制御する場合の,2つの主要評価項目の検定における相関と調整有意水準の関係を図5.8に示す.平均的な第1種の過誤確率を2.5%以下に制御する場合,2つの主要評価項目の相関が0であれば,それぞれの主要評価項目は調整有意水準を3.6%として検定する(図5.8).このような方法を適用する際は,主要評価項目間の真の相関が既知であることは考えにくい,IU検定の枠組みでは第1種の過誤確率を適切に制御できない,という点に注意が必要である.

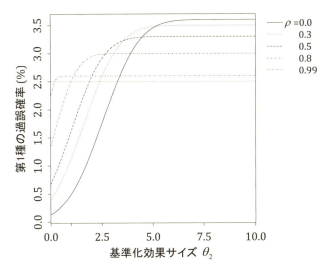

図 5.9 平均的な第 1 種の過誤確率に基づく調整有意水準で
検定した場合の第 1 種の過誤確率の挙動

例として,平均的な第 1 種の過誤確率に基づく調整有意水準で検定した場合の,IU 検定の枠組みにおける第 1 種の過誤確率の挙動を図 5.9 に示す.ただし,2 つの主要評価項目のうち,一つの主要評価項目に対する治療効果はなく ($\theta_1=0$),もう一つの主要評価項目に対しては治療効果がある ($\theta_2 \geq 0$) 場合を想定する.図 5.9 からわかるように,第 1 種の過誤確率は基準化効果サイズ (θ_2) と相関係数 (ρ) に依存しており,第 1 種の過誤確率に対する α 水準 (2.5%) を超える場合がある.FDA のガイダンス (2017) では,平均的な第 1 種の過誤確率を制御する方法のような,有意水準が変数間の相関で調整されるような方法は推奨していない.

5.6 superiority-noninferiority 手順

superiority-noninferiority 手順 (Dmitrienko et al., 2009) は,対照治療に対する試験治療の非劣性をすべての主要評価項目で示し,かつ対照治療に対する

試験治療の有効性を少なくとも1つの主要評価項目で示せば，試験の主要な目的が達成できる，という考えに基づくものである．このような試験の主要な目的は，at-least-one 手順に対応する達成基準では弱すぎる，all-or-none 手順に対応する達成基準では強すぎる，という場面における，中間的な達成基準となる．すべての主要評価項目で非劣性を示すために all-or-none 手順を適用し，少なくとも1つの主要評価項目で有効性を示すために包括手順を適用し，最後に両者の結果を IU 検定で評価するという手順が提案されている．例えば，Bloch *et al.*（2007）は，包括手順として，Hotelling の T^2 検定の検定統計量の分散共分散行列を修正した方法とブートストラップ法による方法を提案している．Perlman and Wu（2004）は，包括手順として，Perlman（1969）が提案した尤度比検定に基づく方法を使用することを提案している．

参考文献

阿部研自, 岩崎 学 (1999). 多重比較法における不等分散の影響評価. 応用統計学, **28**, 55-79.

上坂浩之 (2003). 検証的試験における有意水準と検証試験の個数について. 計量生物学, **24** 特別号, S10-S16.

上坂浩之 (2006). 医学統計学シリーズ6 医薬開発のための臨床試験の計画と解析, 朝倉書店.

寒水孝司, 杉本知之, 濱﨑俊光 (2013). 主要評価変数が複数ある臨床試験の統計的諸問題. 計量生物学, **34**, 35-52.

竹内 啓 (1975). 確率分布と統計解析, 日本規格協会.

竹村彰通 (1991). 多変量推測統計の基礎, 共立出版.

椿 広計 (1989). 多重比較の多角的検討. 統計数理研究所共同研究リポート 18. 多重比較方式の諸問題, 42-57.

藤田利治, 椿 広計, 佐藤倚男 (1986). 臨床試験における多重性—多群比較を中心として—. 臨床評価, **14**, 477-486.

森川敏彦, 平山正史 (2006). 第Ⅲ相 (検証試験の段階). 臨床試験ハンドブック—デザインと統計解析— (丹後俊郎, 上坂浩之編), pp. 49-61, 朝倉書店.

Anderson, K. (2014). gsDesign : Group Sequential Design. R package version 3.0-1. http://CRAN.R-project.org/package=gsDesign

Bauer, P., Bretz, F., Dragalin, V., König, F. and Wassmer, G. (2016). Twenty-five years of confirmatory adaptive designs : Opportunities and pitfalls. *Statistics in Medicine*, **35**, 325-347.

Bauer, P., Röhmel, J., Maurer, W. and Hothorn, L. (1998). Testing strategies in multi-dose experiments including active control. *Statistics in Medicine*, **17**, 2133-2146.

Benda, N. and Brandt, A. (2018). Regulatory issues with multiplicity in drug approval : Principles and controversies in a changing landscape. *Journal of Biopharmaceutical Statistics*, **28**, 3-9.

Benjamini, Y. and Hochberg, Y. (1995). Controlling the false discovery rate : A practical and powerful approach to multiple testing. *Journal of the Royal Statistical Society. Series B (Methodological)*, 57, 289-300.

Benjamini, Y. and Hochberg, Y. (1997). Multiple hypotheses testing with weights. *Scandinavian Journal of Statistics*, 24, 407-418.

Berry, D. A. (2007). The difficult and ubiquitous problems of multiplicities. *Pharmaceutical Statistics*, 6, 155-160.

Bloch, D. A., Lai, T. L., Su, Z. and Tubert-Bitter, P. (2007). A combined superiority and non-inferiority approach to multiple endpoints in clinical trials. *Statistics in Medicine*, 26, 1193-1207.

Bornkamp, B., Pinheiro, J. and Bretz, F. (2009). MCPMod : An R package for the design and analysis of dose-finding studies. *Journal of Statistical Software*, 29, 1-23.

Brechenmacher, T., Xu, J., Dmitrienko, A. and Tamhane, A. C. (2011). A mixture gatekeeping procedure based on the Hommel test for clinical trial applications. *Journal of Biopharmaceutical Statistics*, 21, 748-767.

Bretz, F., Hothorn, T. and Westfall, P. (2010). *Multiple Comparisons Using R*. Chapman and Hall/CRC.

Bretz, F., Maurer, W., Brannath, W. and Posch, M. (2009a). A graphical approach to sequentially rejective multiple test procedures. *Statistics in Medicine*, 28, 586-604.

Bretz, F., Maurer, W. and Gallo, P. (2009b). Discussion of "Some Controversial Multiple Testing Problems in Regulatory Applications" by Hung, H. M. J. and Wang, S. -J. *Journal of Biopharmaceutical Statistics*, 19, 25-34.

Bretz, F., Maurer, W. and Hommel, G. (2011a). Test and power considerations for multiple endpoint analyses using sequentially rejective graphical procedures. *Statistics in Medicine*, 30, 1489-1501.

Bretz, F., Pinheiro, J. C. and Branson, M. (2005). Combining multiple comparisons and modeling techniques in dose-response studies. *Biometrics*, 61, 738-748.

Bretz, F., Posch, M., Glimm, E., Klinglmueller, F., Maurer, W. and Rohmeyer, K. (2011b). Graphical approaches for multiple comparison procedures using weighted Bonferroni, Simes, or parametric tests. *Biometrical Journal*, 53, 894-913.

Chuang-Stein, C., Stryszak, P., Dmitrienko, A. and Offen, W. (2007). Challenge of multiple co-primary endpoints : A new approach. *Statistics in Medicine*, 26, 1181-1192.

Committee for Human Medicinal Products (CHMP)(2017). Guideline on Multiplicity Issues in Clinical Trials (EMA/CHMP/44762/2017).

Committee for Medicinal Products for Human Use (CHMP) (2007). Reflection Paper on Methodological Issues in Confirmatory Clinical Trials Planned with an Adaptive Design (CHMP/EWP/2459/02).

Committee for Medicinal Products for Human Use (CHMP) (2008). Guideline on Medicinal Products for the Treatment Alzheimer's Disease and Other Dementias (CPMP/EWP/553/95Rev. 1).

Committee for Medicinal Products for Human Use (CHMP) (2014). Guideline on the Investigation of Subgroups in Confirmatory Clinical Trials (EMA/CHMP/539146/2013).

Committee for Medicinal Products for Human Use (CHMP) (2014). Qualification Opinion of MCP-Mod as an Efficient Statistical Methodology for Model-based Design and Analysis of Phase II Dose Finding Studies Under Model Uncertainty (EMA/CHMP/SAWP/757052/2013).

Committee for Medicinal Products for Human Use (CHMP) (2018). Guideline on the Clinical Investigation of Medicines for the Treatment of Alzheimer's Disease (CPMP/EWP/553/95 Rev.2).

Committee for Proprietary Medicinal Products (CPMP) (2002). Points to Consider on Multiplicity in Clinical Trials (CPMP/EWP/908/99).

Cook, R. J. and Farewell, V. T. (1996). Multiplicity considerations in the design and analysis of clinical trials. *Journal of the Royal Statistical Society. Series A (Statistics in Society)*, **159**, 93-110.

Dmitrienko, A. and D'Agostino, R. B. (2017). Multiplicity issues in clinical trials. *Statistics in Medicine*, **36**, 4423-4426.

Dmitrienko, A., D'Agostino, R. B. and Huque, M. F. (2013). Key multiplicity issues in clinical drug development. *Statistics in Medicine*, **32**, 1079-1111.

Dmitrienko, A. and Koch, G. G. (2017). *Analysis of Clinical Trials Using SAS : A Practical Guide*, SAS Institute.

Dmitrienko, A., Millen, B. and Lipkovich, I. (2017). Multiplicity considerations in subgroup analysis. *Statistics in Medicine*, **36**, 4446-4454.

Dmitrienko, A., Molenberghs, G., Chuang-Stein, C. and Offen, W. (2005). *Analysis of Clinical Trials Using SAS : A Practical Guide*, SAS Institute.

Dmitrienko, A., Offen, W., Wang, O. and Xiao, D. (2006). Gatekeeping procedures in dose-response clinical trials based on the Dunnett test. *Pharmaceutical Statistics*, **5**, 19-28.

Dmitrienko, A., Offen, W. and Westfall, P. H. (2003). Gatekeeping strategies for clinical trials that do not require all primary effects to be significant. *Statistics in Medicine*, **22**, 2387-2400.

Dmitrienko, A., Paux, G. and Brechenmacher, T. (2015). Power calculations in clinical trials with complex clinical objectives. *Journal of the Japanese Society of Computational Statistics*, **28**, 15-50.

Dmitrienko, A. and Tamhane, A. C. (2011). Mixtures of multiple testing procedures for gatekeeping applications in clinical trials. *Statistics in Medicine*, **30**, 1473-1488.

Dmitrienko, A. and Tamhane, A. C. (2013). General theory of mixture procedures for gatekeeping. *Biometrical Journal*, **55**, 402-419.

Dmitrienko, A., Tamhane, A. C. and Bretz, F. (2009). *Multiple Testing Problems in Pharmaceutical Statistics*, CRC Press.

Dmitrienko, A., Tamhane, A. C., Liu, L. and Wiens, B. L. (2008a). A note on tree gatekeeping procedures in clinical trials. *Statistics in Medicine*, **27**, 3446-3451.

Dmitrienko, A., Tamhane, A. C. and Wiens, B. L. (2008b). General multistage gatekeeping procedures. *Biometrical Journal*, **50**, 667-677.

Dmitrienko, A., Wiens, B. L., Tamhane, A. C. and Wang, X. (2007). Tree-structured gatekeeping tests in clinical trials with hierarchically ordered multiple objectives. *Statistics in Medicine*, **26**, 2465-2478.

Dudoit, S. and van der Laan, M. J. (2008). *Multiple Testing Procedures with Applications to Genomics*, Springer.

Dunnett, C. W. (1955). A multiple comparison procedure for comparing several treatments with a control. *Journal of the American Statistical Association*, **50**, 1096-1121.

Dunnett, C. W. (1964). New tables for multiple comparisons with a control. *Biometrics*, **20**, 482-491.

Dwass, M. (1960). Some k-sample rank-order tests. in *Contributions to Probability and Statistics*. Olkin, I. (ed.). Stanford University Press, pp. 198-202.

Finner, H. and Strassburger, K. (2002). The partitioning principle : A powerful tool in multiple decision theory. *The Annals of Statistics*, **30**, 1194-1213.

Fisher, R. A. (1935). *The Design of Experiments*, Oliver & Boyd.

Follmann, D. (1996). A simple multivariate test for one-sided alternatives. *Journal of the American Statistical Association*, **91**, 854-861.

Food and Drug Administration (FDA) (2007). Guidance for Industry : Clinical Trial Endpoints for the Approval of Cancer Drugs and Biologics.

Food and Drug Administration (FDA) (2012). Guidance for Industry : Irritable Bowel Syndrome — Clinical Evaluation of Drugs for Treatment.

Food and Drug Administration (FDA) (2013). Guidance for Industry : Alzheimer's Disease : Developing Drugs for the Treatment of Early Stage Disease. Draft Guidance.

Food and Drug Administration (FDA) (2015). Qualification of MCP-Mod method.

Food and Drug Administration (FDA) (2016). Guidance for Industry and Food and Drug Administration Staff : Adaptive Designs for Medical Device Clinical Studies.

Food and Drug Administration (FDA) (2017). Guidance for Industry : Multiple Endpoints in Clinical Trials. Draft Guidance.

Food and Drug Administration (FDA) (2018). Guidance for Industry : Adaptive Designs for Clinical Trials of Drugs and Biologics. Draft Guidance.

Food and Drug Administration (FDA) (2018). Guidance for Industry : Early Alzheimer's Disease : Developing Drugs for Treatment. Draft Guidance.

Food and Drug Administration (FDA) (2018). Guidance for Industry : Migraine : Developing Drugs for Acute Treatment.

Food and Drug Administration (FDA) (2019). Guidance for Industry : Enrichment Strategies for Clinical Trials to Support Approval of Human Drugs and Biological Products.

Gelman, A. and Loken, E. (2013). The garden of forking paths : Why multiple comparisons can be a problem, even when there is no "fishing expedition" or "p-hacking" and the research hypothesis was posited ahead of time, *Department of Statistics, Columbia University*. http://www.stat.columbia.edu/~gelman/research/unpublished/p_hacking.pdf

Genz, A. and Bretz, F. (1999). Numerical computation of multivariate t-probabilities with application to power calculation of multiple contrasts. *Journal of Statistical Computation and Simulation*, **63**, 361-378.

Genz, A. and Bretz, F. (2002). Methods for the computation of multivariate t-probabilities. *Journal of Computational and Graphical Statistics*, **11**, 950-971

Goeman, J. J. and Solari, A. (2011). Multiple testing for exploratory research. *Statistical Science*, **26**, 584-597.

Goeman, J. J. and Solari, A. (2014). Multiple hypothesis testing in genomics. *Statistics in Medicine*, **33**, 1946-1978.

Grechanovsky, E. and Hochberg, Y. (1999). Closed procedures are better and often admit a shortcut. *Journal of Statistical Planning and Inference*, **76**, 79-91.

Hochberg, Y. (1988). A sharper Bonferroni procedure for multiple tests of significance. *Biometrika*, **75**, 800-802.

Hochberg, Y. and Rom, D. (1995). Extensions of multiple testing procedures based on Simes' test. *Journal of Statistical Planning and Inference*, **48**, 141-152.

Hochberg, Y. and Tamhane, A. C. (1987). *Multiple Comparison Procedures*, John Wiley & Sons.

Hollander, M., Wolfe, D. A. and Chicken, E. (2013). *Nonparametric Statistical Methods*, John Wiley & Sons.

Holm, S. (1979). A simple sequentially rejective multiple test procedure. *Scandinavian Journal of Statistics*, **6**, 65-70.

Hommel, G. (1988). A stagewise rejective multiple test procedure based on a modified Bonferroni test. *Biometrika*, **75**, 383-386.

Hommel, G., Bretz, F. and Maurer, W. (2007). Powerful short-cuts for multiple testing procedures with special reference to gatekeeping strategies. *Statistics in Medicine*, **26**, 4063-4073.

Hommel, G. and Hoffmann, T. (1988). Controlled uncertainty. in *Multiple Hypotheses Testing*. Bauer, P., Hommel, G. and Sonnemann, E. (eds.). Springer, pp. 154-161.

Hughes, M. D. (2005). Multiplicity in clinical trials. in *Encyclopedia of Biostatistics*, Armitage, P. and Colton, T. (eds.). John Wiley & Sons, pp. 3446-3451.

Huque, M. F. and Alosh, M. (2008). A flexible fixed-sequence testing method for hierarchically ordered correlated multiple endpoints in clinical trials. *Journal of Statistical Planning and Inference*, **138**, 321-335.

Hwang, I. K., Shih, W. J. and DeCani, J. S. (1990). Group sequential designs using a family of type I error probability spending fuctions. *Statistics in Medicine*, **9**, 1439-1445.

International Council for Harmonisation of Technical Requirements for Registration of Pharmaceuticals for Human Use (ICH)(1997). General Considerations for Clinical Trials. ICH Topic E8 Guideline.

International Council for Harmonisation of Technical Requirements for Registration of Pharmaceuticals for Human Use (ICH)(1998). Statistical Principles for Clinical Trials. ICH Topic E9 Guideline.

Jennison, C. and Turnbull, B. W. (1999). *Group sequential methods with applications to Clinical Trials*, CRC Press.

Kordzakhia, G., Siddiqui, O. and Huque, M. F. (2010). Method of balanced adjustment in testing co-primary endpoints. *Statistics in Medicine*, **29**, 2055-2066.

Korn, E. L., Troendle, J. F., McShane, L. M. and Simon, R. (2004). Controlling the number of false discoveries : Application to high-dimensional genomic data. *Journal of Statistical Planning and Inference*, **124**, 379-398.

Lan, K. K. G. and DeMets, D. L. (1983). Discrete sequential boundaries for clinical trials. *Biometrika*, **70**, 659-663.

Lauter, J. (1996). Exact t and F tests for analyzing studies with multiple endpoints. *Biometrics*, **52**(3), 964-970.

Lauter, J., Kropf, S. and Glimm, E. (1999). Exact stable multivariate tests for applications in clinical research. in *1998 Proceedings of the Biopharmaceutical Section American Statistical Association*, pp. 46-55.

Lehmann, E. L. and Romano, J. P. (2005). Generalizations of the familywise error rate. *The Annals of Statistics*, **33**, 1138-1154.

Li, G., Taljaard, M., Van den Heuvel, E. R., Levine, M. A., Cook, D. J., Wells, G. A., Devereaux, P. J. and Thabane, L. (2017). An introduction to multiplicity issues in clinical trials : The what, why, when and how. *International Journal of Epidemiology*, **46**, 746-755.

Li, J. and Mehrotra, D. V. (2008). An efficient method for accommodating potentially underpowered primary endpoints. *Statistics in Medicine*, **27**, 5377-5391.

Lipkovich, I. and Dmitrienko, A. (2017). Tutorial in biostatistics : Data-driven subgroup identification and analysis in clinical trials. *Statistics in Medicine*, **36**, 136-196.

Logan, B. R. and Tamhane, A. C. (2004). On O'Brien's OLS and GLS tests for multiple endpoints. *Recent Developments in Multiple Comparison Procedures. IMS Lecture Notes — Monograph Series*. **47**, 76-88.

Maurer, W. and Bretz, F. (2013). Multiple testing in group sequential trials using graphical approaches. *Statistics in Biopharmaceutical Research*, **5**, 311-320.

Maurer, W., Hothorn, L. A. and Lehmacher, W. (1995). Multiple comparisons in drug clinical trials and preclinical assays : A-priori ordered hypotheses. *Biometrie in der Chemisch-pharmazeutischen Industrie*, **6**, 3-18.

McArthur, G. A., Chapman, P. B., Robert, C., Larkin, J., Haanen, J. B., Dummer, R., Ribas, A., Hogg, D., Hamid, O., Ascierto, P. A., Garbe, C., Testori, A., Maio, M., Lorigan, P., Lebbé, C., Jouary, T., Schadendorf, D., O'Day, S. J., Kirkwood, J. M., Eggermont, A. M., Dréno, B., Sosman, J. A., Flaherty, K. T., Yin, M., Caro, I., Cheng,

S., Trunzer, K. and Hauschild, A. (2014). Safety and efficacy of vemurafenib in BRAF^{V600E} and BRAF^{V600K} mutation-positive melanoma (BRIM-3): Extended follow-up of a phase 3, randomised, open-label study. *Lancet Oncology*, 15, 323-332.

Mehrotra, D. V. and Heyse, J. F. (2004). Use of the false discovery rate for evaluating clinical safety data. *Statistical Methods in Medical Research*, 13, 227-238.

Moyé, L. A. (2000). Alpha calculus in clinical trials: Considerations and commentary for the new millennium. *Statistics in Medicine*, 19, 767-779.

Nakazuru, Y., Sozu, T., Hamada, C. and Yoshimura, I. (2014). A new procedure of one-sided test in clinical trials with multiple endpoints. *Japanese Journal of Biometrics*, 35, 17-35.

O'Brien, P. C. (1984). Procedures for comparing samples with multiple endpoints. *Biometrics*, 40, 1079-1087.

O'Brien, P. C. and Fleming, T. R. (1979). A multiple testing procedure for clinical trials. *Biometrics*, 35, 549-556.

Offen, W., Chuang-Stein, C., Dmitrienko, A., Littman, G., Maca, J., Meyerson, L., Muirhead, R., Stryszak, P., Boddy, A., Chen, K., Copley-Merriman, K., Dere, W., Givens, S., Hall, D., Henry, D., Jackson, J. D., Krishen, A., Liu, T., Ryder, S., Sankoh, A. J., Wang, J. and Yeh, C. H. (2007). Multiple co-primary endpoints: Medical and statistical solutions. *Drug Information Journal*, 41, 31-46.

Perlman, M. D. (1969). One-sided testing problems in multivariate analysis. *Annals of Mathematical Statistics*, 40, 549-567.

Perlman, M. D. and Wu, L. (2004). A note on one-sided tests with multiple endpoints. *Biometrics*, 60, 276-280.

Peskind, E. R., Potkin, S. G., Pomara, N., Ott, B. R., Graham, S. M., Olin, J. T. and McDonald, S. (2006). Memantine treatment in mild to moderate Alzheimer disease: A 24-week randomized, controlled trial. *American Journal of Geriatric Psychiatry*, 14, 704-715.

Pocock, S. J. (1977). Group sequential methods in the design and analysis of clinical trials. *Biometrika*, 64, 191-199.

Pocock, S. J. (1997). Clinical trials with multiple outcomes: A statistical perspective on their design, analysis and interpretation. *Controlled Clinical Trials*, 18, 530-545.

Pocock, S. J., Geller, N. L. and Tsiatis, A. A. (1987). The analysis of multiple endpoints in clinical trials. *Biometrics*, 43, 487-498.

Pocock, S. J. and Stone, G. W. (2016). The primary outcome fails — What next? *New*

England Journal of Medicine, **375**, 861-870.

Proschan, M. A., Lan, K. K. G. and Wittes, J. T. (2006). *Statistical Monitoring of Clinical Trials : A Unified Approach*, Springer Science & Business Media.

Rogers, S. L., Farlow, M. R., Doody, R. S., Mohs, R., Friedhoff, L. T. and The Donepezil Study Group (1998). A 24-week, double-blind, placebo-controlled trial of donepezil in patients with Alzheimer's disease. *Neurology*, **50**, 136-145.

Rosenwald, A., Wright, G., Chan, W. C., Connors, J. M., Campo, E., Fisher, R. I., Gascoyne, R. D., Muller-Hermelink, H. K., Smeland, E. B., Giltnane, J. M., Hurt, E. M., Zhao, H., Averett, L., Yang, L., Wilson, W. H., Jaffe, E. S., Simon, R., Klausner, R. D., Powell, J., Duffey, P. L., Longo, D. L., Greiner, T. C., Weisenburger, D. D., Sanger, W. G., Dave, B. J., Lynch, J. C., Vose, J., Armitage, J. O., Montserrat, E., López-Guillermo, A., Grogan, T. M., Miller, T. P., LeBlanc, M., Ott, G., Kvaloy, S., Delabie, J., Holte, H., Krajci, P., Stokke, T., Staudt, L. M.; Lymphoma/Leukemia Molecular Profiling Project (2002). The use of molecular profiling to predict survival after chemotherapy for diffuse large-B-cell lymphoma. *New England Journal of Medicine*, **346**, 1937-1947.

Rösler, M., Anand, R., Cicin-Sain, A., Gauthier, S., Agid, Y., Dal-Bianco, P., Stähelin, H. B., Hartman, R. and Gharabawi, M. (1999). Efficacy and safety of rivastigmine in patients with Alzheimer's disease : International randomised controlled trial. *British Medical Journal*, **318**, 633-640.

Rothman, K. J. (1990). No adjustments are needed for multiple comparisons. *Epidemiology*, **1**, 43-46.

Sakamaki, K., Kamiura, T., Morita, Y., Iba, K., Yoshida, S., Wakana, A., Tsuchiya, S., Fukimbara, S. and Suganami, H. (2016). Current practice on multiplicity adjustment and sample size calculation in multi-arm clinical trials : An industry survey in Japan. *Therapeutic Innovation & Regulatory Science*, **50**, 846-852.

Samuel-Cahn, E. (1996). Is the Simes improved Bonferroni procedure conservative? *Biometrika*, **83**, 928-933.

Sankoh, A. J., D'Agostino, R. B. and Huque, M. F. (2003). Efficacy endpoint selection and multiplicity adjustment methods in clinical trials with inherent multiple endpoint issues. *Statistics in Medicine*, **22**, 3133-3150.

Sarkar, S. K. (1998). Some probability inequalities for ordered MTP2 random variables : A proof of the Simes conjecture. *The Annals of Statistics*, **26**, 494-504.

Sarkar, S. K. and Chang, C. K. (1997). The Simes method for multiple hypothesis testing with positively dependent test statistics. *Journal of the American Statistical Association*, **92**, 1601-1608.

Senn, S. and Bretz, F. (2007). Power and sample size when multiple endpoints are considered. *Pharmaceutical Statistics*, **6**, 161-170.

Shaffer, J. P. (1986). Modified sequentially rejective multiple test procedures. *Journal of the American Statistical Association*, **81**, 826-831.

Shirley, E. (1977). A non-parametric equivalent of Williams' test for contrasting increasing dose levels of a treatment. *Biometrics*, **33**, 386-389.

Simes, R. J. (1986). An improved Bonferroni procedure for multiple tests of significance. *Biometrika*, **73**, 751-754.

Simmons, J., Nelson, L. and Simonsohn, U. (2011). False-positive psychology : Undisclosed flexibility in data collection and analysis allow presenting anything as significant. *Psychological Science*, **22**, 1359-1366.

Sozu, T., Sugimoto, T., Hamasaki, T. and Evans, S. R. (2015). *Sample Size Determination in Clinical Trials with Multiple Endpoints*, Springer.

Steel, R. G. (1959). A multiple comparison rank sum test : Treatments versus control. *Biometrics*, **20**, 560-572.

Steel, R. G. (1960). A rank sum test for comparing all pairs of treatments. *Technometrics*, **2**, 197-207.

Storey, J. D. (2003). The positive false discovery rate : A Bayesian interpretation and the q-value. *The Annals of Statistics*, **31**, 2013-2035.

Strassburger, K. and Bretz, F. (2008). Compatible simultaneous lower confidence bounds for the Holm procedure and other Bonferroni-based closed tests. *Statistics in Medicine*, **27**, 4914-4927.

Tariot, P. N., Solomon, P. R., Morris, J. C., Kershaw, P., Lilienfeld, S., Ding, C. and The Galantamine USA Study Group (2000). A 5-month, randomized, placebo-controlled trial of galantamine in AD. *Neurology*, **54**, 2269-2276.

Tong, Y. L. (1980). *Probability Inequalities in Multivariate Distributions*, Academic Press.

Tukey, J. W. (1953). The problem of multiple comparisons. *Mimeographed Notes*, Princeton University.

Tukey, J. W. (1977). Some thoughts on clinical trials, especially problems of multiplicity. *Science*, **198**, 679-684.

van der Laan, M. J., Dudoit, S. and Pollard, K. S. (2004). Augmentation procedures for control of the generalized family-wise error rate and tail probabilities for the proportion of false positives. *Statistical Applications in Genetics and Molecular Biology*, 3, 1-25.

VanderWeele, T. J. (2017). Religion and health in Europe : Cultures, countries, context. *European Journal of Epidemiology*, 32, 857-861.

Wason, J. M., Stecher, L. and Mander, A. P. (2014). Correcting for multiple-testing in multi-arm trials : Is it necessary and is it done? *Trials*, 15, 364.

Westfall, P. H. and Bretz, F. (2010). Multiplicity in Clinical Trials. in *Encyclopedia of Biopharmaceutical Statistics* (Vol. 2, 3rd ed.). Chow, S. C. (ed.). Informa Healthcare, pp. 889-896.

Westfall, P. H. and Krishen, A. (2001). Optimally weighted, fixed sequence and gatekeeper multiple testing procedures. *Journal of Statistical Planning and Inference*, 99, 25-40.

Westfall, P. H., Tobias, R. D. and Wolfinger, R. D. (2011). *Multiple Comparisons and Multiple Tests Using SAS*, SAS Institute.

Westfall, P. H. and Troendle, J. F. (2008). Multiple testing with minimal assumptions. *Biometrical Journal*, 50, 745-755.

Westfall, P. H. and Young, S. S. (1993). *Resampling-based Multiple Testing : Examples and Methods for p-value Adjustment*, John Wiley & Sons.

Wiens, B. L. (2003). A fixed sequence Bonferroni procedure for testing multiple endpoints. *Pharmaceutical Statistics*, 2, 211-215.

Wiens, B. L. and Dmitrienko, A. (2005). The fallback procedure for evaluating a single family of hypotheses. *Journal of Biopharmaceutical Statistics*, 15, 929-942.

Williams, D. A. (1971). A test for differences between treatment means when several dose levels are compared with a zero dose control. *Biometrics*, 27, 103-117.

Williams, D. A. (1972). The comparison of several dose levels with a zero dose control. *Biometrics*, 28, 519-531.

Williams, D. A. (1986). A note on Shirley's nonparametric test for comparing several dose levels with a zero-dose control. *Biometrics*, 42, 183-186.

Whitehead, J. (1997). *The Design and Analysis of Sequential Clinical Trials*, John Wiley & Sons.

索　引

欧　文

adaptive alpha allocation approach　129
all-or-none 手順　120, 136
alternative primary endpoints　123
at-least-one 手順　120, 123

Bonferroni 型のパラメトリック法　130
Bonferroni 検定　33
　　──に基づく閉検定手順　49
Bonferroni 手順　23, 37, 51, 52, 64

co-primary outcome measure approach　122
coherence　39
conjunctive power　31
consonance　36

data dredging　3
decision matrix　40
disjunctive power　31
Dunnett 検定　36, 66, 69, 80

error rate function　96

fallback 型のパラメトリック法　130
fallback 手順　51, 58, 64, 129
FDR（false discovery rate）　16, 17, 28
FWER（familywise error rate）　26, 124

gatekeeper　85, 86, 90
gatekeeping 手順　83, 84, 89, 91
global test　20

GLS（generalized least squares）法　21, 133
gMCP パッケージ　117
graphical approach　83

Hochberg 手順　62, 64, 97
Holm 手順　51, 53, 63, 64, 97, 109
Hommel 手順　60, 64

in the strong sense　27
in the weak sense　28
independence condition　89
IU（intersection-union）検定　22, 35

joint ranking　75

MCP（multiple comparison procedure）　13, 20
MCP-Mod　13
Mediana パッケージ　103
mixture 手順　83, 89, 94
monotonicity condition　50
MTP（multiple testing procedure）　20
multcomp パッケージ　81
multiple primary endpoints　123
multxpert パッケージ　64

OLS（ordinary least squares）法　21, 133
omnibus test　20
overall test　20

p 値ハッキング（p-hacking）　3, 6
PAAS（prospective alpha allocation scheme）

索引

　　　　手順　126
pairwise ranking　75
parallel gatekeeping 構造　86
probmc 関数　80
PROC GLM　80
PROC MULTTEST　64

rejection set　85,87,89,90
reproducibility　6
restricted combination　39
restriction function　90
reverse multiplicity problem　136

separability　97
separate ranking　75
sequentially rejective multiple testing procedure　104
serial gatekeeping 構造　85
Shirley-Williams 検定　68,75,77
Sidak 検定　33
Sidak 手順　38
Simes 検定　33
　——に基づく閉検定手順　60
Steel 検定　67,76
Steel-Dwass 検定　67,77
superiority-noninferiority 手順　120,139

testability　90
transition matrix　115
Tukey 検定　67,71,80

UI（union-intersection）検定　21,32

Williams 検定　67,71,80
win criteria　120

あ 行

アルツハイマー病臨床試験　122
安全性データ（有害事象）の解析　17

疫学研究　5

オミックスデータ解析　15
重み付き Bonferroni 手順　124

か 行

過誤確率関数　96
仮説構造　82
がん臨床試験　121

グラフィカル接近法　83,104,109,113
群逐次デザイン　8,12

決定行列　40
検出力　30
検証試験　5
検定可能性　90
検定の階層性　83

固定順序手順　51,56,64,105,107,128
コヒーレンス　39
コンソナンス　36,40

さ 行

再現可能性　6
最小 p 検定　22
最小 t 検定　22
最小 T 検定　23
最大 p 検定　23
最大 t 検定　21
最大 T 検定　21
最大対比法　74
サブグループ解析　3,17,82

下側信頼限界　51
樹木構造　87
順次棄却手順　104,113
ショートカット手順　49,51,105
シングルステップ手順　23,36

推測目標　119,120
ステップダウン Dunnett 検定　69
ステップワイズ手順　23

制約関数　90,94
切断多重比較手順　97
遷移行列　115

索引

た 行

第1種の過誤確率　25
第2種の過誤確率　30
多群比較　48,66
多枝構造　88
多重決定　20
多重検定手順　20
多重対比法　14,72,73
多重比較手順　20,82
達成基準　119,120
探索的研究　6,16
単調性条件　50

調整 p 値　41,44,53,55,57,89
調整有意水準　23,138

強い意味での制御　27

適応的デザイン　11
データの浚渫　3,6

同時検定　19
同時下側信頼限界　53,55,57,60
同時信頼区間　44,51
独立性条件　89,93
閉じた仮説族　38

な 行

並べ替え法　79

ノンパラメトリック法　47,66,74

は 行

パラメトリック法　47,66,68

ファミリー　84,86
4A 手順　129
ブートストラップ法　78
分割原則　42
分離可能性　97
分離順位変換　75

閉原則　38
閉検定手順　32,38
併合順位変換　75

包括検定　20
包括手順　120,133

や 行

要因試験　4
用量反応試験　13
弱い意味での制御　28

ら 行

両側同時信頼区間　53
臨床試験のための統計的原則　7,119

著者略歴

坂巻顕太郎（さかまきけんたろう）

- 1984年 東京都に生まれる
- 2012年 東京大学大学院医学系研究科
         健康科学・看護学専攻博士課程
         修了
- 現　在 横浜市立大学データサイエンス
         推進センター
         特任准教授
         博士（保健学）

寒水孝司（そうずたかし）

- 1975年 神奈川県に生まれる
- 2005年 東京理科大学大学院工学研究科
         経営工学専攻博士課程修了
- 現　在 東京理科大学工学部情報工学科
         教授
         博士（工学）

濱﨑俊光（はまざきとしみつ）

- 1968年 富山県に生まれる
- 1993年 早稲田大学大学院修士課程修了
- 現　在 国立循環器病センター
         データサイエンス部長
         博士（工学）

統計解析スタンダード

多重比較法

定価はカバーに表示

2019年8月1日　初版第1刷

著　者	坂　巻　顕太郎
	寒　水　孝　司
	濱　﨑　俊　光
発行者	朝　倉　誠　造
発行所	株式会社　朝倉書店

東京都新宿区新小川町 6-29
郵便番号　162-8707
電話　03(3260)0141
FAX　03(3260)0180
http://www.asakura.co.jp

〈検印省略〉

© 2019〈無断複写・転載を禁ず〉

真興社・渡辺製本

ISBN 978-4-254-12862-8　C 3341　　Printed in Japan

JCOPY 〈出版者著作権管理機構　委託出版物〉

本書の無断複写は著作権法上での例外を除き禁じられています．複写される場合は，そのつど事前に，出版者著作権管理機構（電話 03-5244-5088, FAX 03-5244-5089, e-mail: info@jcopy.or.jp）の許諾を得てください．

筑波大 尾崎幸謙・明学大 川端一光・岡山大 山田剛史編著	
Rで学ぶ マルチレベルモデル[入門編] ―基本モデルの考え方と分析― 12236-7 C3041　　　A5判 212頁 本体3400円	無作為抽出した小学校からさらに無作為抽出した児童を対象とする調査など，複数のレベルをもつデータの解析に有効な統計手法の基礎的な考え方とモデル（ランダム切片モデル／ランダム傾きモデル）を理論・事例の二部構成で実践的に解説。

筑波大 尾崎幸謙・明学大 川端一光・岡山大 山田剛史編著	
Rで学ぶ マルチレベルモデル[実践編] ―Mplusによる発展的分析― 12237-4 C3041　　　A5判 264頁 本体4200円	姉妹書[入門編]で扱った基本モデルからさらに展開し，一般化線形モデル，縦断データ分析モデル，構造方程式モデリングへマルチレベルモデルを適用する。学級規模と学力の関係，運動能力と生活習慣の関係など5編の分析事例を収載。

東大 平川晃弘・筑波大 五所正彦監訳 統計ライブラリー	
臨床試験のための アダプティブデザイン 12840-6 C3041　　　A5判 296頁 本体5400円	臨床試験の途中で試験の妥当性を損なうことなく試験デザインを変更する手法の理論と適用。〔内容〕計画の改訂／ランダム化／仮説／用量漸増試験／群逐次デザイン／統計的検定／サンプルサイズ調整／治療切替／Bayes流アプローチ／他

東工大 宮川雅巳・神戸大 青木 敏著 統計ライブラリー	
分 割 表 の 統 計 解 析 ―二元表から多元表まで― 12839-0 C3341　　　A5判 160頁 本体2900円	広く応用される二元分割表の基礎から三元表，多元表へ事例を示しつつ展開。〔内容〕二元分割表の解析／コレスポンデンス分析／三元分割表の解析／グラフィカルモデルによる多元分割表解析／モンテカルロ法の適用／オッズ比性の検定／他

前慶大 蓑谷千凰彦著 統計ライブラリー	
線 形 回 帰 分 析 12834-5 C3341　　　A5判 360頁 本体5500円	幅広い分野で汎用される線形回帰分析法を徹底的に解説。医療・経済・工学・ORなど多様な分析事例を豊富に紹介。学生はもちろん実務者の独習にも最適。〔内容〕単純回帰モデル／重回帰モデル／定式化テスト／不均一分散／自己相関／他

前慶大 蓑谷千凰彦著 統計ライブラリー	
頑 健 回 帰 推 定 12837-6 C3341　　　A5判 192頁 本体3600円	最小2乗法よりも外れ値の影響を受けにくい頑健回帰推定の標準的な方法論を事例データに適用・比較しつつ基礎から解説。〔内容〕最小2乗法と頑健推定／再下降ψ関数／頑健回帰推定／LMS, LTS, BIE, 3段階S推定，τ推定，MM推定ほか

前慶大 蓑谷千凰彦著 統計ライブラリー	
回 帰 診 断 12838-3 C3341　　　A5判 264頁 本体4500円	回帰分析で導かれたモデルを揺さぶり，その適切さ・頑健さを評価。モデルの緻密化を図る。〔内容〕線形回帰モデルと最小2乗法／回帰診断／影響分析／外れ値への対処：削除と頑健回帰推定／微小影響分析／ロジットモデルの回帰診断

前電通大 久保木久孝・前早大 鈴木 武著 統計ライブラリー	
セミパラメトリック推測と経験過程 12836-9 C3341　　　A5判 212頁 本体3700円	本理論は近年発展が著しく理論の体系化が進められている。本書では，モデルを分析するための数理と推測理論を詳述し，適用までを平易に解説する。〔内容〕パラメトリックモデル／セミパラメトリックモデル／経験過程／推測理論／有効推定

山岡和枝・安達美佐・渡辺満利子・丹後俊郎著 統計ライブラリー	
ライフスタイル改善の実践と評価 ―生活習慣病発症・重症化の予防に向けて― 12835-2 C3341　　　A5判 232頁 本体3700円	食事・生活習慣をベースとした糖尿病患者へのライフスタイル改善の効果的実践を計るための方法や手順をまとめたもの。調査票の作成，プログラムの実践，効果の評価，まとめ方，データの収集から解析に必要な統計手法までを実践的に解説。

早大 永田 靖著 統計ライブラリー	
サンプルサイズの決め方 12665-5 C3341　　　A5判 244頁 本体4500円	統計的検定の精度を高めるためには，検出力とサンプルサイズ（標本数）の有効な設計が必要である。本書はそれらの理論的背景もていねいに説明し，また読者が具体的理解を得るために多くの例題と演習問題（詳解つき）も掲載した

医学統計学研究センター 丹後俊郎著
医学統計学シリーズ1
新版 統計学のセンス
——デザインする視点・データを見る目——
12882-6 C3341　　　　A5判 176頁 本体3200円

好評の旧版に加筆・アップデート。データを見る目を磨き，センスある研究の遂行を目指す〔内容〕randomness／統計学的推測の意味／研究デザイン／統計解析以前のデータを見る目／平均値の比較／頻度の比較／イベント発生迄の時間の比較

医学統計学研究センター 丹後俊郎著
医学統計学シリーズ2
新版 統計モデル入門
12883-3 C3341　　　　A5判 276頁 本体4300円

好評の旧版に加筆・改訂。統計モデルの基礎について具体例を通して解説。〔内容〕トピックス／Bootstrap／モデルの比較／測定誤差のある線形モデル／一般化線形モデル／ノンパラメトリック回帰モデル／ベイズ推測／MCMC法／他

前長崎大 中村 剛著
医学統計学シリーズ3
新版 Cox比例ハザードモデル
12884-0 C3341　　　　A5判 208頁 本体3600円

生存時間を評価する手法を解説。好評の旧版に競合リスクなどを加筆。〔内容〕生存時間データ解析とは／KM曲線とログランク検定／Cox比例ハザードモデルの目的／比例ハザード性の検証と拡張／モデル不適合の影響と対策／他

医学統計学研究センター 丹後俊郎著
医学統計学シリーズ4
新版 メタ・アナリシス入門
——エビデンスの統合をめざす統計手法——
12760-7 C3371　　　　A5判 280頁 本体4600円

好評の旧版に大幅加筆。〔内容〕歴史と関連分野／基礎／手法／Heterogeneity／Publication bias／診断検査とROC曲線／外国臨床データの外挿／多変量メタ・アナリシス／ネットワーク・メタ・アナリシス／統計理論

医学統計学研究センター 丹後俊郎著
医学統計学シリーズ5
新版 無作為化比較試験
——デザインと統計解析——
12881-9 C3341　　　　A5判 264頁 本体4500円

好評の旧版に加筆・改訂。〔内容〕原理／無作為割り付け／目標症例数／群内・群間変動に係わるデザイン／経時的繰り返し測定／臨床的同等性・非劣性／グループ逐次デザイン／複数のエンドポイント／ブリッジング試験／欠測データ

医学統計学研究センター 丹後俊郎著
医学統計学シリーズ10
経時的繰り返し測定デザイン
——治療効果を評価する混合効果モデルとその周辺——
12880-2 C3341　　　　A5判 260頁 本体4500円

治療への反応の個人差に関する統計モデルを習得すると共に，治療効果の評価にあたっての重要性を理解するための書〔内容〕動物実験データの解析分散分析モデル／混合効果モデルの基礎／臨床試験への混合効果モデル／潜在クラスモデル／他

医学統計学研究センター 丹後俊郎・中大 小西貞則編
医学統計学の事典（新装版）
12233-6 C3541　　　　A5判 472頁 本体8000円

「分野別調査：研究デザインと統計解析」，「統計的方法」，「統計数理」を大きな柱とし，その中から重要事項200を解説した事典。医学統計に携わるすべての人々の必携書となるべく編纂。〔内容〕実験計画法／多重比較／臨床試験／疫学研究／臨床検査・診断／調査／メタアナリシス／衛生統計と指標／データの記述・基礎統計量／2群比較・3群以上の比較／生存時間解析／回帰モデル分割表に関する解析／多変量解析／統計的推測理論／計算機を利用した統計的推測／確率過程／機械学習／他

医学統計学研究センター 丹後俊郎・名大 松井茂之編
新版 医学統計学ハンドブック
12229-9 C3041　　　　A5判 868頁 本体20000円

全体像を俯瞰し，学べる実務家必携の書〔内容〕統計学的視点／データの記述／推定と検定／実験計画法／検定の多重性／線形回帰／計数データ／回帰モデル／生存時間解析／経時的繰り返し測定データ／欠測データ／多変量解析／ノンパラ／医学的有意性／サンプルサイズ設計／臨床試験／疫学研究／因果推論／メタ・アナリシス／空間疫学／衛生統計／調査／臨床検査／診断医学／オミックス／画像データ／確率と分布／標本と統計的推測／ベイズ推測／モデル評価・選択／計算統計

明大 国友直人著
統計解析スタンダード
応用をめざす数理統計学
12851-2 C3341　　　　A5判 232頁 本体3500円

数理統計学の基礎を体系的に解説。理論と応用の橋渡しをめざす。「確率空間と確率分布」「数理統計の基礎」「数理統計の展開」の三部構成のもと、確率論、統計理論、応用局面での理論的・手法的トピックを丁寧に講じる。演習問題付。

東京理科大 村上秀俊著
統計解析スタンダード
ノンパラメトリック法
12852-9 C3341　　　　A5判 192頁 本体3400円

ウィルコクソンの順位和検定をはじめとする種々の基礎的手法を、例示を交えつつ、ポイントを押さえて体系的に解説する。〔内容〕順序統計量の基礎/適合度検定/1標本検定/2標本問題/多標本検定問題/漸近相対効率/2変量検定/付表

筑波大 佐藤忠彦著
統計解析スタンダード
マーケティングの統計モデル
12853-6 C3341　　　　A5判 192頁 本体3200円

効果的なマーケティングのための統計的モデリングとその活用法を解説。理論と実践をつなぐ書。分析例はRスクリプトで実行可能。〔内容〕統計モデルの基本/消費者の市場反応/消費者の選択行動/新商品の生存期間/消費者態度の形成/他

農研機構 三輪哲久著
統計解析スタンダード
実験計画法と分散分析
12854-3 C3341　　　　A5判 228頁 本体3600円

有効な研究開発に必須の手法である実験計画法を体系的に解説。現実的な例題、理論的な解説、解析の実行から構成。学習・実務の両面に役立つ決定版。〔内容〕実験計画法/実験の配置/一元(二元)配置実験/分割法実験/直交表実験/他

統数研 船渡川伊久子・中外製薬 船渡川隆著
統計解析スタンダード
経時データ解析
12855-0 C3341　　　　A5判 192頁 本体3400円

医学分野、とくに臨床試験や疫学研究への適用を念頭に経時データ解析を解説。〔内容〕基本統計モデル/線形混合・非線形混合・自己回帰線形混合効果モデル/介入前後の2時点データ/無作為抽出と繰り返し横断調査/離散型反応の解析/他

関西学院大 古澄英男著
統計解析スタンダード
ベイズ計算統計学
12856-7 C3341　　　　A5判 208頁 本体3400円

マルコフ連鎖モンテカルロ法の解説を中心にベイズ統計の基礎から応用まで標準的内容を丁寧に解説。〔内容〕ベイズ統計学基礎/モンテカルロ法/MCMC/ベイズモデルへの応用(線形回帰、プロビット、分位点回帰、一般化線形ほか)/他

横市大 岩崎 学著
統計解析スタンダード
統計的因果推論
12857-4 C3341　　　　A5判 216頁 本体3600円

医学、工学をはじめあらゆる科学研究や意思決定の基盤となる因果推論の基礎を解説。〔内容〕統計的因果推論とは/群間比較の統計数理/統計的因果推論の枠組み/傾向スコア/マッチング/層別/操作変数法/ケースコントロール研究/他

琉球大 高岡 慎著
統計解析スタンダード
経済時系列と季節調整法
12858-1 C3341　　　　A5判 192頁 本体3400円

官庁統計など経済時系列データで問題となる季節変動の調整法を変動の要因・性質等の基礎から解説。〔内容〕季節性の要因/定常過程の性質/周期性/時系列の分解と季節調整/X-12-ARIMA/TRAMO-SEATS/状態空間モデル/事例/他

横市大 阿部貴行著
統計解析スタンダード
欠測データの統計解析
12859-8 C3341　　　　A5判 200頁 本体3400円

あらゆる分野の統計解析で直面する欠測データへの対処法を欠測のメカニズムも含めて基礎から解説。〔内容〕欠測データと解析の枠組み/CC解析とAC解析/尤度に基づく統計解析/多重補完法/反復測定データの統計解析/MNARの統計手法

横市大 汪 金芳著
統計解析スタンダード
一般化線形モデル
12860-4 C3341　　　　A5判 224頁 本体3600円

標準的理論からベイズ的拡張、応用までコンパクトに解説する入門的テキスト。多様な実データのRによる詳しい解析例を示す実践志向の書。〔内容〕概要/線形モデル/ロジスティック回帰モデル/対数線形モデル/ベイズ的拡張/事例/他

上記価格（税別）は 2019 年 7 月現在